頭を良くしてより良い人生を歩む

脳科学を参考にして

稲場秀明

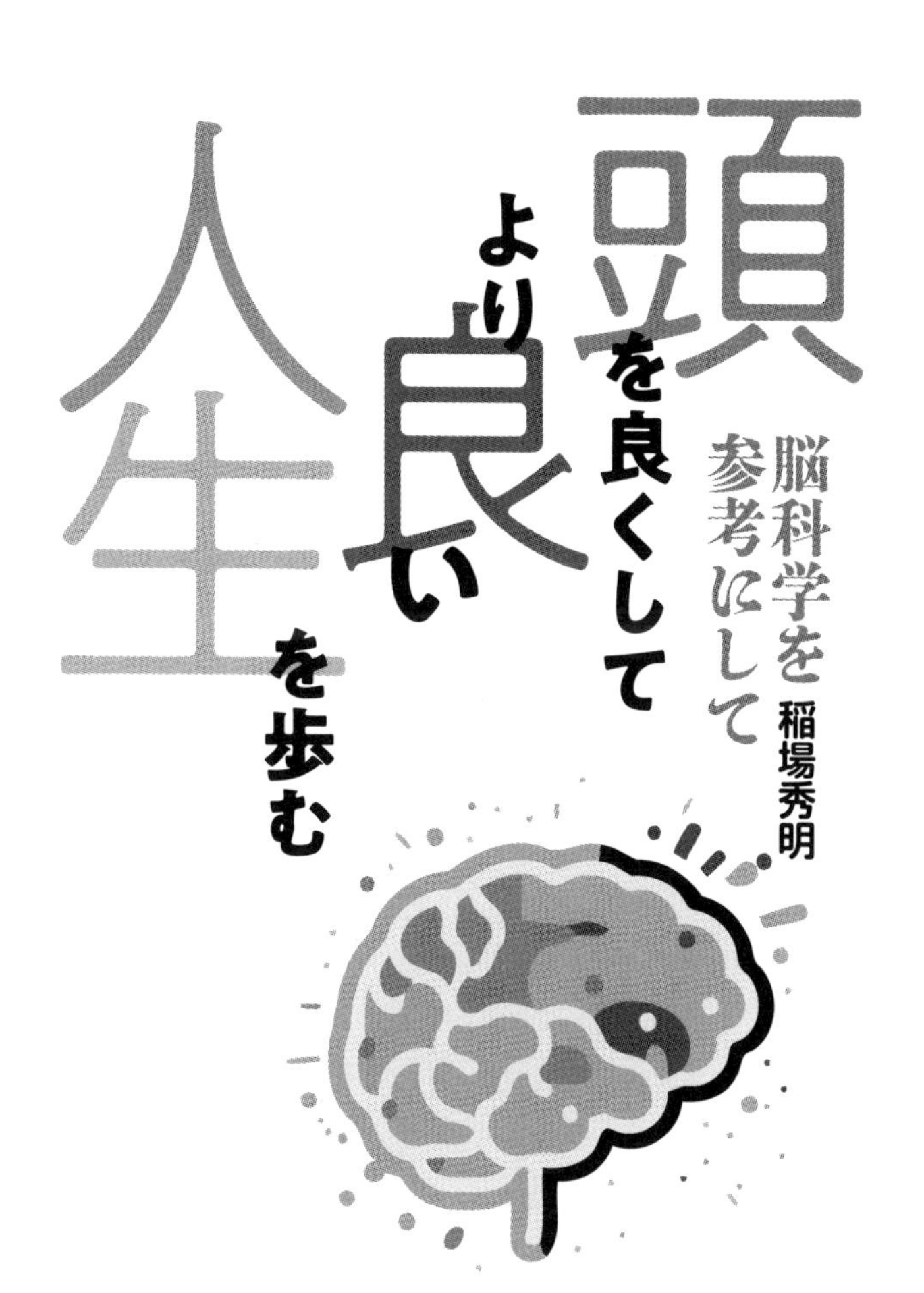

大学教育出版

まえがき

頭が良い人といえば、「勉強ができて一流大学に入った人」と考える人が多いようです。しかし、学歴が高くても社会に出てぱっとしない人もいますし、学歴が高くなくても社会で活躍している人も多くいます。社会に出て仕事を通して新しい知識を身につけ、思考力、応用力が身につくことによって、人は成長します。では、頭が良い人とはどんな人なのでしょうか？

頭が良い人は、「賢く生きる人」です。その内容は、単に知識を持っているだけでなく、知識をどう使うか、どのように他人や社会と関わり、より良い人生を送るかを考えて行動する人です。そのためには、豊富な知識を持ち、思考力や判断力があり、人の気持ちがわかる人でなければなりません。私たちが生きていく途上でいろいろな問題に出会いますが、その解決のためには知識や思考力、判断力を用いるだけでなく、他人の協力を得る必要があります。それには人の気持ちがわかる共感能力が必要です。「賢く生きる人」は、人生を生きていくための知恵のある人で、知識、思考力、判断力、共感能力をあわせ持っています。

頭が良い人は、仕事の面では「問題解決能力が高い人」です。仕事をうまく行うためには、知識や思考力だけでなく他人との協力が必要です。したがって、頭が良い人は、問題解決能力が高く、豊富な知識と思考力、判断力、人との共感能力をあわせ持っています。

頭の良さはどこまで遺伝するのか？ 本人の努力だけで頭が良くなれるのかも気になるところです。また、頭の良い人の脳はどうなっているのか知りたい気持ちもあります。しかし、それを脳科学者に聞いても明快な答えは得られないでしょう。そもそも頭の良い人の定義は脳科学で決まっているわけではありません。もし、どうしても頭が良い人を脳科学的に定義しなければならないとしたら、「脳をフルに使っている人」となるかもしれません。脳は使えば使うほど神経細胞と神経細胞の間の情報のつながりが良くなり、情報の流れが良くなります。すると頭の働きが良くなり、頭の良さにつながります。

では、どうすれば脳をフルに使うことができるのか？ 私たちは困難な課題に向かうとき、気持ちを前向きにするまでに苦労することが多いです。「頭を良くしたい」という願望があるとしても、本気に取り組むまでには、心理的な抵抗があるかもしれません。そうした、前向きな気持ちに簡単にはなれないのも、脳の働きによります。そのような脳の働きも理解しながら、誰にでもできる頭を良くするための方法を考えていきたいと思います。

本書では、第1章で、頭の良い人とはどういう人なのか、いろいろな側面から述べます。第

2章は、頭を良くするための方法について、一般の人に向けて述べます。これは、どんな人でも、その気になって実行すれば頭の良さを実現できる方法です。第3章は、頭の良さをつくるための習慣を述べます。第4章は、発明発見や、新しい商品開発など創造力を発揮するための方法について述べます。もちろん、一般の人でもこの章に書いてあることを部分的にでも実行できれば、その分だけの成果が得られます。第5章では仕事の場面における頭の良さについて述べます。第6章では頭の良い人の生き方について述べます。第7章で、脳科学の観点から、頭の良さについて考えます。本書において、随所に脳科学的な表現がされていますが、それがよく理解できない場合や、さらに詳しく知りたい方は、途中であっても第7章の必要な箇所を拾い読みしていただければと思います。

頭を良くしてより良い人生を歩む
―脳科学を参考にして―

目次

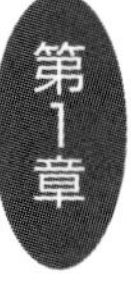

第1章 頭の良い人とは?

1 「頭が良くなりたい」のは良くない願望か？

学歴偏重の考え方の問題点

「頭が良くなりたい」と公言するのは、何となくはばかられる感じがあります。これは、「頭の良い人はガリ勉で、真面目だが融通がきかず、人を見下すような雰囲気のある利己的な人」というマイナスのイメージがあるためではないかと考えられます。確かに学歴偏重の考え方の人に、学歴がその人の価値を決めていると考える人がいるのも事実です。しかし、学歴偏重の考え方の人は視野が狭いといえます。そのような考え方では、その後の努力を怠ることになりますし、仕事をするに当たって、多くの人の協力が得られません。

「頭が良くなりたい」は正しい願望

頭の良い人は「人生を賢く生きる人」で、知識、思考力、判断力、共感能力をあわせ持っています。共感能力のある人は、自分の頭の良さを鼻にかけず、他人の立場を考える包容力があります。頭が良くなることは、問題解決ができることであり、脳を活発に使うことでもあるので、人生を豊かにしてくれる正しい願望です。さらに、頭の良い人には共感能力があるので、人に好かれる人でもあります。

世の中の頭の良い人に対する否定的なイメージ、そして「自分はあの人みたいに頭が良くないから」と自分を納得させてあきらめる気持ちが、頭が良くなることの最大の障害になっています。しかし、頭の良い人に対する憧れは誰にでもあるはずです。そして、自分が頭が良くなりたいと思わない限り、頭が良くなることは絶対に実現しません。頭が良くなりたいと思うことは、正しい願望で、人生を賢く生きるための近道となるのです。

「頭が良くなりたい」と思うことで、頭が良くなるための最大の障害が取り除かれることになります。そして、目標を持って何かに打ち込むことになり、生きがいと前向きの姿勢が生まれます。前向きに行動することにより、脳が活性化します。その結果、年齢に関係なく脳は成長するので、社会で出会う問題の解決能力が高くなり、いろいろな良い効果が表れてくるので、人生の楽しみが増えます。

あきらめている自分を変える

自分で頭が悪いと思っている人の問題点は、頭が悪いと思い込むことによって、頭を良くしようとする努力をしなくなっていることです。人間には、あきらめることが自分の可能性を閉ざしてしまう最大の原因になっています。人間はどんな人でも何かしら特長を持っています。その特長を生かすことを考えて実行したら、そこで自信がつき、頭が良くなる努力をするチャンスとなります。

社会人でも仕事のうえで資格が必要になったり、昇進試験があったりして勉強せざるを得ないことがあります。こういうときは、いままでの自分を変えるチャンスです。勉強するに際して、自分にできる簡単なことから始めます。ひとたび行動を起こすと、脳はその気になってくれます。脳からドーパミンが分泌されてほのかな快感が生じます。そして、自分でスケジュールを立てて、工夫しながら勉強の時間を確保します。いままで「忙しいから仕方がない」とか「疲れているから勉強する余裕がない」と思っていたことが嘘のように、前向きに取り組むことができます。そして、「自分は努力すれば頭が良くなれるのだ」と思い込むことよって、さらに一歩前に踏み出すことができます。脳を味方につけると、頭を良くするための行動が習慣化します。

子どもの場合でも、不成績をあきらめないことを同じように考えることができます。どうしてもあの高校に入りたい、あの大学に入りたいと子どもが思うときがそのチャンスです。その場合に、その子の実情に合わせて勉強の方法を工夫することが大切です。確実にできる簡単なことから始めることが望ましいです。そのとき、「自分もやればできる」という自信を持つようになることが最も大切なことです。やっているうちに自分のペースが掴めてきます。志望校に入りたいという気持ちが強いほど、前に進む力が強くなります。そんな子どもを見て、親が「えらいね」とほめてあげることが子どもの気持ちをさらに勇気づけます。また、勉強が予定まで進んだら褒美（お菓子でも品物でも何でもよい。できれば子どもが自分で決める）をあげることが、ドーパミンが分泌されて、脳を味方につけ、快感や達成感を生じさせる結果になり、好ましいやり方です。

2 頭の良さは生まれつきか？

遺伝に関する研究

頭の良さには遺伝も環境もどちらも大切だということが、脳科学者の間で一般的にいわれています。アメリカの国立衛生研究所の見解では、知能に及ぼす遺伝と環境の寄与はほぼ半々といわれています。ただ、知能に及ぼす遺伝と環境の寄与率の数値に関しては、脳科学者の間で大きく異なっています。

近年、1卵生双生児に関するヨーロッパとアメリカの共同研究から、知能に関する遺伝子を52個特定したと報告されています。しかし、これらの遺伝子が知能指数に及ぼす影響はわずかで、5％に満たない程度だとされました。また、日本での同居期間が1年に満たない80歳になった1卵生双生児の兄弟に関する研究から、無口、短気、強情、世話好き、負けず嫌いなど性格面では一致点が多くありました。ところが、才能面においては、器用さの面で大きな違いがあり、趣味の広さも違っていました。これらの結果から、基質的な面では遺伝の影響が大きいのに対し、知的な面では遺伝の影響が小さいと考えられます。

また、頭の良さに対する遺伝の影響の議論においては、頭の良さの指標は知能指数IQテストで評価することがほとんどです。IQテストで評価する能力は、言語、計算、空間図形に関する能力で、頭の良さの一部にすぎません。いくらIQテストの成績の良い人でも、勉強しなければ学業の成績は良くありません。さらに、ある大学の大学院入試の成績と修了時点での成績を比較したところ、両者の成績の間に相関関係がほとんど見られなかったとのことです。これは、学科試験がいかに良くても、研究の成果には直結しないことを示しています。大学院に在籍している間の研究に対する熱意や創意工夫、努力などが成果として現れたものと考えられます。

遺伝ではなく環境が問題

　これらの事実から、頭の良さには遺伝的な寄与は比較的小さいと考えられます。そういわれても、「頭の良い親から生まれた子どもは頭が良い場合が多いではないか」と考える人も多いかと思われます。そういう考えは、学歴の高い親の子が良い大学に進学することを指す場合が多いようです。それには、親の学歴が高い場合は高収入の場合が多く、塾などに通わせる経済的な余裕があったり、母親が教育熱心であるなど、子どもにとっての環境要素が大きく寄与していると考えられます。親が高学歴だと子どもの成績も良いことが多いのは事実です。これは、頭の良い悪いが遺伝していることよりも、親が子どもの成績に関してあきらめないことが大きく影響しています。成績が悪かった子どもの親は、子どもの不成績をこんなものだとあきらめていることが多いため、子どももそんなものだと思ってあきらめる場合が多くなると考えられます。子どもに期待してあげることが、子どものやる気を高める観点でとても大切です。

頭の良さは努力次第

「あの人は頭が良いから、自分はあの人には到底かなわない」などと思ったりします。そう思う人は、頭の良さをその人固有の性質で変わらないものだと判断しているからです。しかし、「頭の良い人」でも愚かな判断をすることはありますし、いつも頭が良いわけではありません。「頭の良い人」でも、勉強を怠る、自分の考えに固執する、権威や権力を振りかざすなど、慢心していると、頭の悪い人になってしまいます。勉強や努力を怠っていると知識や思考力に偏りができ、慢心していると人との共感能力もなくなってしまうからです。人の脳は日々新しく更新されていますが、いままでの知識や判断にこだわると、古い脳のままになり、「頭が固い」状態になってしまいます。「頭が固い」状態では、脳は状況に応じた反応ができず、頭が悪くなってしまいます。逆に、頭が悪いと思っている人でも、良くなろうとして努力していると、頭が良くなる方向に動いて行きます。「状況により、頭は良くもなり、悪くもなる」ことを意識し、どうすれば「頭が良い」状態になれるかを考えていくべきです。

海外での人の評価基準

日本では、どこの大学を卒業したかが、その人の評価の大きな要素となっています。海外では、大学の卒業だけでその人の実力を判断することはあまりありません。アメリカでは、大学卒業後にビジネススクールに入ることも珍しくなく、そのビジネススクールのレベルがその人の評価対象の大きな要素になります。アメリカでは、転職が珍しくありませんが、転職に際して、それまでの仕事の成果が吟味され、報酬や地位が決定されます。大学卒業後も研鑽をおろそかにしていると、評価が下がってしまいます。

仕事をする中での頭の良さ

日本では学歴が相当重視されますが、それでも仕事の中で知識や応用力を蓄積した人は評価されるようになってきています。「頭が固い」人は、過去の自分に固執しているので、状況に応じて柔軟に考え、努力することができません。頭の良い人は、その状況に応じて柔軟に考えることができます。そうすると、脳が活発に働いてくれて、その状況に応じてやる気を生み出すことができます。「いま自分がやるべきことは何か」を常に考えて、努力ができる人が頭の良い人です。仕事を遂行するにあたって、学歴の高さにあぐらをかいている人ではなく、柔軟な考え方の人が求められているのです。したがって、頭の良さはずっと変わらないのではなく、その人の考え方や行動によって変わっていくものです。

成人してから成長する脳の部位

脳科学者の加藤俊徳氏は成人してから成長する脳の部位があることを報告しています。進化の過程をみると、脳はまず脳幹が最初にでき、脳の中央のやや後方にあります。次いで、大脳辺縁系ができて脳幹を取り囲むように存在しています。一番最後に大脳皮質がそれらの外側にできて、覆いかぶさるように存在しています。このように、脳の成長は動物の進化とともに外側にせりだしてきています。しかも、脳の成長は人において継続しています。最も新しい脳の部位は、大脳皮質の最も外側に現れ、超前頭野、超側頭野、超頭頂野といい、総称して超脳野と呼ばれています。それらは、名前が示すとおり、頭の前方、側面、頂上部の最も外側に位置しています。

これらの超脳野は、いずれも30代以降に成長することがわかっています。記憶や理解に関係する超側頭野の成長ピークは30代、五感で得た情報を分析し理解する超頭頂野の成長ピークは

40代、実行力や判断力を司る超前頭野が成長するのは50代からです。特に注目されているのが超前頭野（おでこの奥の部位）です。一般的に、脳は加齢とともに萎縮していきますが、超前頭野は85歳以上の高齢者でも、元気な人では萎縮が見られないことがわかっています。超前頭野が活発な人は、ストレスに強いことがわかっています。ストレスに強い人とは、ストレスを押し返す力があることです。その押し返す力は、生きていく中で「欲求」が強いことで生まれます。何々したいという強い欲求がストレスを上回るとき、超前頭野が活発になります。超前頭野が成長するような生き方をしている人の脳は健全であるといえます。

したがって、20歳頃までの、主に学校教育を受けている間の脳は十分に成熟しているとはいえません。学校教育を受けている頃の頭の良さは、将来に本当に頭が良くなるための基礎作りをしていると思った方がよさそうです。20〜30歳の間に社会勉強をして、いろいろなことを経験し、学校で学んだことを社会で応用できるようになった人が本当に頭が良くなるといえそうです。

加藤氏によれば、個人ごとに発達している脳部位の位置が違っているとのことで、生き方によって発達する脳部位が違うことを示しています。加藤氏は20〜30歳の間が脳の最成長期で、30歳が脳の成人式であると述べています。20歳前後の人の脳は義務教育の延長のような脳で皆似ています。その時期は、人間としての魅力が脳にまだ十分現れてきていないとのことです。

3 知識があり頭の回転が速い人は頭の良い人か？

スピード重視の問題点

知識があり、何か尋ねるとすぐ答えが返ってくるような人は頭が良い人と思いがちです。しかし、スピードを重視すると思考力が低下すると心理学では考えられています。それは、時間をかければもっと良い答えが見つかる可能性もあったはずと考えられるからです。確かに知識があり、答えがすぐ出せるというのは、頭が良い要素の1つであることは事実ですが、それだけで頭が良いとはいえません。

学校の試験で問題を早く解いて、試験時間がまだ残っているのに教室を出ていく人は頭が良いと思ったりします。知識が豊富だから問題文を読んで理解するのも早いし、正解を出すのも早くなります。数学の問題でも解き方を多く知っていれば、あまり考えなくても答えは出せます。問題を解く早さは、ある限定された局面での頭の良さにすぎません。

大切なのは問題解決能力

しかし、知識が豊富であれば必ず優れた判断ができるとは限りません。知識と思考力は本来別のものです。世の中には一見正しそうな答えが隠れた問題点を含んでいたり、思いがけない方向にとても良い答えが見つかることもあります。例えば「会社のこの部門の業績を改善するにはどうしたらよいか」という問題が与えられた場合は、いろいろな種類の答えが考えられます。問題をいろいろな方向から見て、それらを吟味して判断できる人が本当に頭が良い人です。

学歴偏重の考え方の人は、答えが1つという狭い考え方になっていることが多いようです。答えが1つと思っていれば、すぐに答えが出てきます。しかし、答えが複数あると思えば、すぐに結論を出さずにいろいろな観点から問題を検討できます。そういう人は、自分がある答えに到達しつつある場合でも、人の意見を聞く余裕があります。そういう余裕を持つことにより、人との共感性も生まれてきます。与えられた問題に対して多くの知恵を出し合うことによって、多角的に問題を検討するとともに、人びとの間の協力関係も進みます。すると、問題解決がより容易に進むことになります。答えを出す早さではなく、他者の意見も聞いたうえで、自分の判断を提示し、人と協力して物事を進めて問題解決を考える人がより頭の良い人といえます。

4　失敗する人は頭の悪い人か？

何事につけてもよく失敗する人がいます。「自分は要領が悪くてよく失敗する。結局自分は頭が悪いのだろうか」と思いたくなります。しかし、必ずしもそうとは限りません。失敗にめげずにそれを教訓にしてやり直すことができれば、その人は成長します。成長を続け、最後まで生き延びる人が頭の良い人なのです。

失敗で挫折する人と新たにやり直せる人

学歴が高くて知識が豊富で順調に人生を歩んでいるように見える人が、壁にぶつかって挫折することがあります。それまでの人生が順調であればあるほど、失敗のダメージも大きいようです。ここでも、その人の対応によって、頭が悪くなる方向に行くか、頭が良くなる方向に行くかに分かれます。いままで成功の道を順調に歩んでいたと思っていたが、狭い考え方しかできない人はダメージが大きいです。失敗のダメージを「そんなこともあるさ」と柔軟に考えることができないと、心が折れてしまいます。これは一直線の生き方しかできなくて、そこから外れたら自分はおしまいという考え方です。この考え方では、失敗の経験を今後に生かすことはできません。

そんな場合は、失敗の事実だけを悔やんでいても、得られるものは何もありません。失敗の原因を自分なりに考えてみる必要があります。自分の知識が足りなくて失敗したのか、思考力がなくて失敗したのか、判断力がなくて失敗したのか、人の協力が得られなかったために失敗したのか、などを分析してみることが望ましいです。その中で、今後の自分に必要なものが必ず見つかってきます。失敗を失敗として受け止めたうえで、そこで経験したことから何かを学ぼうとする姿勢、やり直す勇気を持てる人は、「問題解決」ができる方向、頭が良くなる方向に足を踏み出すことになります。

失敗を次に生かせる人

発明家のエジソン氏は、いろいろなアイデアを実行に移すときに、よく失敗しました。それが1つ片付いたとしても、別の問題が必ず持ち上がりました。彼は失敗しても決してあきらめず、失敗の原因を深く追求し、忍耐強くその対策のために努力しました。そうすることによって最終的に大きなことを成し遂げました。

失敗することそのものは、頭の良さとは関係ありません。どんなに頭の良い人でも必ず失敗します。問題は、失敗したことを柔軟に受け止め、やり直す勇気や忍耐力があるかどうかです。私たちの人生は忍耐して努力しなければならない期間が必ずあります。失敗と努力の積み重ねが私たちを強くし、次の成功へのステップとなるのです。努力している過程で、成功への予感が生まれたときに、脳からドーパミンが分泌されて快感が発生し、努力することを後押ししてくれます。

5 頭の良さと感情との関係は？

人間の1人の能力には限りがあります。何かトラブルがあったときに、自分1人では解決できないことも多くあります。そんなときは、他人の協力が必要ですが、そのためには、他人の気持ちをよく理解している必要があります、他人と接しているとき、私たちは相手の感情を読むことができます。表情や声のトーンを聞きながら、相手はこのように思っているだろうなと推測します。それができるのは、私たち自身にも感情があるからです。その場合の自分の感情を推し量りながら、相手の感情を推測します。これが、人の共感能力の基礎となります。

頭の良さに対する感情の影響

私たちの頭の良さは感情の影響を受けています。怒っているときやイライラしたときには間違った判断を下すことがあります。怒っているときは、脳がすごく非効率になります。怒ると「頭に血が上る」というように、脳の血流が過剰に増えて、必要以上に酸素を供給します。そうすると、脳は適切な判断ができなくなってしまいます。過剰な血流によって、脳はパニックになって客観的に自分自身を見られなくなってしまいます。

焦っているときは、脳の扁桃体が過剰に働いてノルアドレナリンを過剰に分泌している状態です。こんなときも脳が冷静な判断ができなくなります。脳の感情系が正常に働いているときは、思考力、判断力、共感能力が本来の活動ができますが、怒り、イライラ、焦りなどの感情の変調は頭を悪くします。

読書で培う人の心の理解

読書で人との出会いを疑似体験して「人の心を理解する」のも、読書の効果の1つです。人とよく会っている人は、側頭葉の感情系脳部位が育っています。特に右脳の感情系は人と会う頻度が多いほど育ちます。左脳の感情系は自分を愛するほど育ちます。なかなか人と会う機会がない場合は、小説を読んで人と会う疑似体験をするのがよいと思われます。主人公や脇役に自分を投影して読み進める人も多く、ドキドキ、ハラハラと感情を揺さぶられます。感情を揺さぶる読書体験で好奇心を育てられます。高学歴の人はワクワクする体験が少ない傾向があります。感情を揺さぶる読書体験は、人生のアウトプット（充実感や満足感）にも大きく関わっています。

共感能力の脳内基盤

感情系の脳部位は左脳と右脳の大脳辺縁系の扁桃体だけでなく、前頭葉や頭頂葉にもあります。これらは、情報のインプット（聴覚系、視覚系、記憶系、理解系）および、情報のアウトプット（思考系、伝達系、運動系）のどちらか一方ではなく、感情を受け取るインプット、感情を生み出すアウトプットの両方を担っています。右脳は他人の感情を受け取ること、左脳は自分の感情を作り出すことに関係しています。

私たちが共感能力を持っているのは、脳内においてミラーニューロンと呼ばれる神経細胞が存在するためと考えられています。ミラーニューロンは、自分が行動するときと、他人が行動するのを見ているときの、両方で脳内の活動電位が発生する神経細胞です。ミラーニューロンは、他人の行動を見て、まるで自身が同じ行動をとっているかのように、鏡のような反応をすることから名付けられました。他人がしていることを見て、自分のことのように感じる共感能力を司っていると考えられています。赤ん坊が母親の笑顔を見て笑顔で返すのも、ミラーニューロンの働きによります。このようなニューロンは、マカクザルで直接観察され、ヒトやいくつかの鳥類においてその存在が信じられています。ヒトにおいては、前運動野と下頭頂葉においてミラーニューロンと一致した脳の活動が観測されています。

6　頭の良い人は人間としての魅力があるか？

ノーベル賞の受賞者のインタビューをテレビなどで聞いていると、受賞者は謙虚さを持っている人が多いことに気づきます。受賞を自慢したがる人には興ざめですが、謙虚な姿勢には好感が持てます。頭の良い人は謙虚さを持ち、人間としての魅力がある人です。

頭の良い人の謙虚さ

頭の良い人ほど謙虚であることが多いようです。そんな人は自分の頭の良さを人に見せつけようとはしません。目下の人からも自分の知らないことや理解できないことを聞いて知識を得ようとします。どんな人に対しても腰を低くし、教えを請います。こうした態度は、自分はまだ権威ある人間ではなく、まだまだ勉強中の身である、もっと向上したいと思っているからです。そういう姿勢からいろいろなことに興味を持ち、好奇心を持つことができます。そして、不思議だな、面白いなと感じれば徹底的に調べます。また、世の中で権威といわれている人の意見に対しても鵜呑みにはしません。場合によっては、そういう人との議論を進んで行います。

その一方で、頭の良い人は、世の中にはいろいろな考え方があることを知っていて、柔軟な考えができる人です。頭の良い人は他人の考えをよく聞くので、話しやすい人でもあります。おおらかな人間関係を持っているので、ユーモアの精神も生まれます。これは賢い生き方です。

将棋の藤井聡太七冠の場合

将棋の藤井聡太七冠は、中学生でプロデビューして以来負け知らずの29連勝という記録を達成し、その後もタイトルの最年少記録を次々と塗り替えました。ファンのほとんどが「頭の良い少年だなあ」と思ったはずです。それだけでなく、インタビューでは勝利を「望んでいた以上の思いがけない結果」とか「望外の幸運」だったという言葉で表現しました。将棋は一対一の厳しい勝負の世界です。強いものが勝ち、弱いものが負けるという世界です。「自分が強いから勝った」といってもおかしくないところを、「望外の幸運」と表現するところに、彼の謙虚さがあります。その人の能力の素晴らしさに加えて、謙虚さがあるというのは他人からの共感が得られやすく、人間としての魅力を感じ、「この人は本当に頭の良い人だなあ」と思えるのです。彼は、2023年6月1日に7つ目のタイトルの名人位を史上最年少の20歳で獲得しました。名人獲得後のインタビューでは、少年のころの「望外の幸運」などという言葉は使いませんでしたが、謙虚な気持ち、挑戦する気持ちは変わらないものと思われます。

投打二刀流の大谷翔平選手の場合

アメリカの大リーグでプレイしている大谷翔平選手は投打の二刀流で活躍しています。彼は2021年にアメリカンリーグで打者として46ホームラン、投手として9勝を挙げ、2021年シーズンのアメリカンリーグのMVPに満票で選ばれました。投打の二刀流に対する懐疑的な見方や投手が盗塁するなんてもってのほかという声がある中で、盗塁を26記録したことも評価されています。彼は、前年まで怪我に苦しんだことから、多くの人に助けられたためにこの成績が残せたことを強調しています。また、「リーグで一番優れた選手になったという気持ちはない。自分でそう思う日はおそらく来ないと思う。ここから7年くらいが勝負の年だと思うのでもっともっと頑張りたい」と語っています。花巻東高校時代の指導者であった野球監督の佐々木洋氏は、MVPの発表の直前に大谷選手に会っています。本人と会ってみて、MVPを意識していることをみじんも感じなかったと語っています。そして、佐々木監督は、指導者として幸せと感じる部分は、大谷選手の人間性だといいます。「野球選手として素晴らしかったというところではない。勉強も全科目平均で85点くらい。しっかり寮の掃除もして、提出物も出し、生き方自体が素晴らしかった。これから子どもたちに大谷選手のことを話してやりたい」と語ったといいます。２０２２年に関しては、ヤンキースのアーロン・ジャッジ選手がアメリカンリーグの記録を61年ぶりに更新した62本塁打と打点の二冠を達成したことで、大谷選手のＭＶＰ獲得はなりませんでした。しかし、最後までＭＶＰ候補に残り、投手として14勝、打者として34本塁打を放つなど大活躍しました。投打の二刀流での大谷選手の活躍は、将来の子どもたちに、「1つの夢を追いかけているときに、もう一方の夢を簡単にあきらめなくてもいいのだよ」と告げているように思えます。そういう意味を含めて、大谷翔平選手は人間としての魅力もあり、頭の良い人と呼べると思われます。

第2章

頭を良くするための方法

第1章の結論として、「頭が良くなりたい」と思うのは良い願望であり、頭の良さは生まれつきの要因は比較的に少なく、誰でも「頭が良くなりたい」と思えばなれる可能性があるということがわかりました。しかも、頭の良い人は人間としての魅力があり、頭が良くなることは、より良く生きるための手段であると考えられました。そして、何歳からでも頭を良くしたいと思えばなれることがわかりました。では、頭が良くないと思っていた自分が、どうすれば頭が良くなれるのでしょうか？

この章では、頭を良くするための具体的な方法について一般の人向けに考えていきます。このとおり実践すれば、誰でも頭が良くなると考えられる方法です。

1 自分は頭が良くなると自分に言い聞かせる

頭を良くするための一番の障害は、「自分は頭が悪く、頭を良くできるはずがない」と思っていることです。あるいは、「頭を良くしたいとは思うが、具体的にどうすればよいかわからない」となかなか前向きになれないことも大きな障害になります。

自分は頭が悪いと思っている人は、頭が良くなることを高い壁のように感じています。そう感じることで、目の前にある課題にも自信がなくなってしまいます。自分ではちゃんと勉強したつもりでも、思うように成績が伸びなかったとか、志望校に合格できなかったという経験のある人ほど目の前の課題に逃げ腰になります。このように「自分は頭が悪い」と思っていると、絶対に頭が良くならないばかりか、充実した人生を送ることはできません。その原因は、私たちの脳は否定的な考えを持っていると、やる気にならないからです。

頭の良し悪しには、遺伝的な寄与が小さいことがわかっていますから、私たちの考え方次第で何とでもなるものなのです。そのためには、頭が良くなることを高い壁のように感じていたものを、階段に置き換えて考えることが有効です。高い壁と感じていれば、それを乗り越えるのは不可能と思えますが、階段であれば一歩一歩上っていくことができます。

頭を良くしようと前向きな気持ちになれば、頭が良くなるための階段の第一段を登ることになります。そして、前向きな気持ちになれるかどうかが、最初のそして最大の難関なのです。

脳をその気にさせる

前向きな気持ちになるための一番の近道は、脳をその気にさせることです。脳をその気にさせるには、まず自分がその気にならなければなりません。ところが、それが一番難しいのです。

そんなときは、考えるのをやめて運動してみることです。とりあえず、朝少しだけ早く起きて2000〜3000歩程度家の周りを歩いてみます。朝日を浴びて歩いていると、脳からはセロトニンが分泌されて静かな安定した気分になります。また、歩くことでドーパミンとBDNFという成分が分泌されます。ドーパミンはほのかな快感を与えてくれ、BDNFは脳の成長を促す栄養成分です。これらの成分が分泌されることで、前向きな気分になり、何かを始めようかという気持ちになります。ただ、前向きな気分になるには1回限りの運動ではなくて、それを継続し、習慣にすることが求められます。習慣化するには、ウオーキングを自分がやりやすい方法にする必要があります。気分が良くなるような周りに緑が多い道を選ぶ、時間や場所が限られているので通勤で歩くコースを少し長くするだけにする、朝は時間がとりにくいので夕方の時間にするなどの工夫がよいでしょう。いずれにしても、ウオーキングを習慣化することで前向きな気分が生まれます。これは、脳が前向きになった状態です。

自分に対して言い聞かせる

脳が前向きになったところで、自分が自分に対して「自分は頭が良い」あるいは、「自分はこれから頭が良くなるのだ」と自分に言い聞かせます。そうすると、脳もその気になってくれます。ただ、それだけでは不十分かもしれません。例えば、「来年のいまごろは、国語、数学、英語の成績で平均80点以上取る」、会社員であれば「来年中に○○の資格を取る」などの目標を自分で設定することが有効です。さらに、その目標を自分の部屋に貼っておくことが望ましいです。それは視覚から脳に目標を意識させる効果があります。具体的な目標を期限付きで表現すると、脳は本気になってきたのかなと思ってくれます。そして、実際に計画を立てて勉強を始めると、脳はさらにやる気になります。脳からドーパミンが分泌されて、心地よく感じます。そうなれば、後は以下に述べる具体的な手順を着実に実行するかどうかにかかってきます。

このように、頭が良くなると自分に言い聞かせて、その気になれば、頭が良くなるための最初の階段を上ることになります。

2 徹底的に人のまねをする

人間の能力は五十歩百歩です。何か新しいものを創り出すのは難しいですが、人のまねをするのは比較的簡単です。筆者が会社の研究所にいるときに、「素晴らしいアイデアを思いついた」と思って特許調査をしてみると、似たような特許がたくさんあることを発見しました。それでも自分のアイデアが似たような先行特許よりも独創性がある点を強調して特許を申請したものでした。このように、人類の知識は、従来の膨大な知識の集積のうえにほんのちょっとだけ新しい知識を付け加えた歴史から成り立っています。したがって、人のまねをすることに罪悪感を感じる必要はまったくありません。徹底的に人のまねをするべきです。まねをすることによって、その知識や方法が自分のものとなってきます。そのうち、この部分はまねした方がよいが、他の部分はこのようにした方がよいと思うようになり、自分独自の仕方が身についてきます。

人のまねをする能力

人のまねをする能力は誰にでも備わっています。生まれて間もない赤ん坊でも母親の表情を見てまねをすることができます。これは「ミラーニューロン」というまねをする脳の機能が誰にでも備わっているためです。赤ん坊は表情を見て、これは自分に好意を持っている顔だとか、これは怒っている顔だとか覚えていきます。「ミラーニューロン」は、チンパンジーにも備わっていることがわかっています。

自分の周囲に優れている人を見つけその人のやり方をまねることで、その人の良いところを取り入れることができます。その人のやり方を尋ねて教えてもらうこともよいでしょう。そのためには、その人と仲良くなることが望ましいです。そうすると、相手は親切に教えてくれるでしょう。そして、知識だけでなく、共感能力も獲得することができます。そのうち、この人のこういう点、別の人のこういう点と、いろいろな人から学ぶ姿勢も自分にとって有益となります。

人に限らず、教科書や参考書に書いてあることをマネする方法を取得すれば、効率よく知識や方法が頭の中に入ります。また、書物などから必要な情報を手に入れてそこにあるものをまねることも有益です。こうして、人や書物などからまねたものや学んだものはいつの間にか自分のものになっていきます。自分のものすることができれば、知識量も増えるし、知識を得るための方法の1つを獲得したことになります。

エジソン氏におけるまねの仕方

発明家のエジソン氏は数多くの発明をしましたが、その過程でそれまでにあった方法を吟味し、積極的にまねをしました。エジソン氏のやり方は、まず、模倣しようとする考え方やアイデアを深く理解し、完全に自分のものとするまで把握します。次に、そのアイデアや考え方を、自分が獲得した新しい知識や情報に照らして見直し、新しいアイデア、すなわち独創に結び付けました。彼は、方法はマネしても、その実行にあたって用いる材料や実行する条件設定においていままでにない新しい考えを編み出しました。エジソン氏が白熱灯のシステムを考えるとき、すでにニューヨークの一部にはガス灯がありました。エジソン氏はそのガス灯の供給システムをまねしました。ガス灯の供給システムではガスタンクから供給されていたのを、白熱灯への電力を発電機から供給すればよいと考えました。

　このように、人のマネをする方法が身につけば、頭を良くするための二段目の階段を上ることになります。

3 時間を確保し集中して取り組む

何かをやる気になって目標が決まったとしても、時間を確保してから始めなければ何も生み出すことはできません。時間については、すべての人に1日24時間が与えられています。時間は他人から借りることもお金で買うこともできません。自分で時間を管理し、どのように活用するかが問われています。時間を活用することとは、四六時中忙しく動きまわることではありません。むしろ無駄な時間を減らし、時間を有効に活用して生産的なことや楽しむための時間を創り出すことが必要です。

無駄な時間とは

　ではどうしたら無駄な時間を減らすことができるのでしょうか？　それには自分の1日の時間の過ごし方を分析し、無駄な時間がないかチェックしてみます。そうすると何も有効なことをしていない空白な時間帯が必ず見つかります。問題は空白な時間帯がすべて無駄かどうかです。それは、コーヒーを飲みながらボーとしている時間であったりします。ボーとしている時間を持ちたいと思うのは、脳がそのような時間を欲しているからです。どんな時間でも、その人にとって必要ならば、それは無駄な時間ではありません。無駄な時間を省く目的は、その人にとって無意味な時間を省いて意味のある時間に変えることです。

　その人にとって意味のある時間とは何か？　その問いに答えるためには、その人の生き方の目標がはっきりしていることが必要です。時間管理の目標は、目先の雑用などに追われて自分のやりたいことができないでいるなら、時間をやりくりして浮いた時間を作り出すことにあります。

　明らかに無駄な時間だと思えるのが、ものを探している時間です。大事な情報がないと仕事を始めることができません。探し物をする時間を減らすには、整理する時間を設けて情報管理をきちんとしておくことです。また、着手することが明確に決まっていることが大切です。やることがだいたい決まっていても、さて何から着手しようかなと考えていると、着手に時間がかかってしまいます。

無駄な時間を減らして、目標に向かうための時間を確保するには、1日の計画ができていることが必要です。朝起きて、さて今日は何をしようかなと考えているようでは30分ぐらいはすぐに過ぎてしまいます。今日やることが決まっている人でも、それを明確に意識していないと着手までに時間がかかってしまいます。1日の予定を手帳に書いておく、紙に書いて机の上に出しておくなどの方法は、やるべきことを頭の中にインプットするのに有効です。

物事に集中する

目標が決まり、そのための実行計画ができたとしても、実行に当たって物事に集中できなければ思うような成果が得られません。集中力をつけるためには、まずその目標を切実に達成したいと思っているかどうかがカギになります。本気で目標を達成したいと思っていれば、目の前の仕事や勉強に集中して取り組むことができます。その際、成功をイメージすると、より集中力が増します。ただ、目標が高すぎて自分には手に負えない問題に取り組んだり、逆にやさし過ぎたりすると、集中力が得られません。頑張ればなんとかなりそうだという見通しがあれば、集中力が得られやすいです。集中しているときは、我を忘れ、心配事を忘れ、時間の感覚が変化しています。

動機付けをする

次に、集中力をつけるには、動機付けを利用することです。人間はせっぱ詰まった事情があると、興味がなかったことにも真剣に取り組めて、集中力が出せるものです。そのことをやるに際し、生活が懸かっている、異性にもてるなどという事情があれば真剣さが違います。そして、締め切り効果を利用します。これをいつまでにやると決めたら、その日あるいはその時間までにやらざるを得ないように自分を追い込みます。そのとき、ただ自分を追い込むだけでなく、達成したら自分に何か褒美を用意しておくのもよいと思われます。人の脳は、褒美をもらったときだけでなく、褒美を期待しているときにもドーパミンが分泌されてやる気になるからです。

気分転換

人は同じことを何時間もやったらだらけてしまいます。ときには、目先を変えることも必要です。自分が集中できる時間を割り出して、目先の違う仕事や学習を組み合わせる方が全体として効果が上がることが多いです。長時間座っていると、飽きてくるだけでなく腰や肩が痛くなったりします。そのため、上手な気分転換を工夫します。筆者は、原稿書きをするとき、約1時間机に向かった後は、必ず腰痛防止のための運動をしています。仰向けに寝て片方の膝を両手で抱えて胸にまで持ってくる運動を10回ずつ左右交互に3セット行うと、腰痛が防止できます。また、作業手順を変える、場所を変える、勉強であれば教科を変えるなどの工夫も行えば、良い気分転換になります。気分転換のために軽い散歩をするのもよいと思われます。近くばかりを見ているのではなく、たまには遠くを見ることも必要です。

集中できる環境

気がかりや悩みのタネがあれば、それらを早めに取り除いておくことが必要です。やらねばならぬことをする前に、気にかかることをかたずけておくと、心おきなく目の前の仕事に取り組めます。気がかり、イライラ、クヨクヨの状態からは集中力は生まれません。

自分の集中しやすい環境を作る工夫も必要です。朝型か夜型かなど個人によって集中できる時間帯が違うので、一番集中して取り組みたい仕事を集中できる時間帯に持ってくると能率が上がります。知的作業は中断なく進めなければなりません。そのため途中で邪魔が入らないような工夫が必要です。そういうときは、邪魔が入らない早朝が望ましく、特に集中を要する知的生産には朝型人間が適しています。

何かアイデアを生み出したいときは、自分だけの孤独な時間と空間を確保して、その時間は思考を集中させます。思考を自分の意志によってコントロールし、それを良い方向に向けて具体化することは、自己実現のために欠かせません。集中力を養う訓練を規則的に行うことによって、思考をコントロールするコツを獲得することができます。

エジソン氏は、「発明王になるにはどうしたらよいか」とある母親に尋ねられて、小さな子どもに向かって「坊や時計を見てはいけないよ」と言ったといいます。中断されることのない時間の中で、物事に熱中することが必要だということを教えました。そのためには、自分を熱中するまでに持っていくための、目標の設定、具体的な計画、時間の確保、邪魔が入らない工夫が必要です。集中したいときは、邪魔が入らない早朝や夜に行うことが望ましいです。

集中力を鍛える方法

集中力を鍛えるには、日ごろから集中する習慣を身につける必要があります。日野原重明氏は著書『生きるのが楽しくなる15の習慣』の中で、集中力を鍛える方法を述べています。日野原氏が取り入れた方法は、どんなに短い時間でも有効活用することです。空港で飛行機の出発を待っている間に書類に目を通したり、講演内容をチェックする、また取材前の15分くらいの時間を利用して原稿を書き上げたりしています。家から勤務先の病院に向かう車の中では必ず原稿のチェックに利用しています。そして、電車のプラットホームでも40分あれば、400字詰めの原稿用紙に4枚の原稿が書けるとのことです。日野原氏は、いくつもの会合を掛け持ちしていることも多く、頻繁に海外にも出かけていますから、それが緊張感を生み、集中力強化につながっているとのことです。仕事に集中していて食事をするのを忘れることも日常茶飯事だそうです。しかも、こういう生活を100歳を過ぎても続けたというのは驚きです。集中力を鍛えるには、年齢に関係なく、目的意識を持ち、短時間でも無駄にすまいという気持ちが大切と思われます。

自分が目標としていることに一生懸命に取り組んでいて、それをどうしても期日までに実現したいという欲求が強ければ、集中力が鍛えられるものと思われます。

このように、時間を確保し、集中力が身につけば、頭を良くするための三段目の階段を上ることになります。

4 忘れない学習方法

人の脳は忘れるようにできている

私たちが学習によって得られた記憶は脳の海馬で短期記憶になった後、必要なものは大脳皮質の側頭葉に移され長期記憶となります。脳の記憶容量は限られているため、すべてを記憶するのではなく、必要なものだけに限られます。海馬の判定基準では、生存に必要なものだけを記憶に残します。これは、動物としてのヒトが生き残るための必要な選択でした。したがって、脳は生存に必要なもの以外は忘れることを基本としています。大学に入学できないと生きていくのに困るから、脳のシステムを変えてほしいと願っても、祖先の何百万年の生き様を受け継いでいる脳は受け付けてくれません。

忘却曲線と繰り返し効果

人間は忘れることを基本としている存在だとしたら、どのように忘れない工夫をしたらよいのでしょうか？　心理学者のエビングハウス氏は、忘却曲線というものを提示しています。これは、記憶の定着率が時間とともにどのように変化するかを示したものです。意味のない文字の羅列を覚えたとして、記憶の定着率は20分後に58％、1時間後に44％、1日後に34％、6日後に25％となりました。この忘却曲線には個人差がほとんどないそうです。ところが、途中で覚えたことを復習することによって、記憶をある程度回復させることができます。これは、記憶を繰り返すことによって、この情報は大切だと脳に訴える効果があるからと思われます。暗記を繰り返すことによって記憶力が向上するのは、初めに覚えた内容は思い出せなくなっていますが、脳から消えたわけではないからです。学習を繰り返すと脳にある無意識の痕跡が記憶の想起を助けてくれるためです。これは、脳は可塑性を持っており、繰り返された情報の信号は強くなるからです。

　ドイツの心理学者アドルフ・ヨフト氏は1日10時間勉強するより、1日1時間ずつ10日に分けて勉強した方が覚えやすいと述べています。これは、1日10時間勉強すると飽きてしまい頭に入らないのと、10日に分けることによって繰り返し効果が得られるためです。

忘れにくくする方法

　歴史的な事実や英単語など、どうしても覚えなくてはならないことがあります。そういう場合は、「いいはこ作ろう鎌倉幕府（1185年）」など連想を利用して脳に印象を強く与えます。英単語は書いたり、声を出して読んだりすることも有効です。この場合は、視覚野、聴覚野、運動野、言語野など脳のいろいろな部位が活動するので、脳にとっては印象に残る要因になります。要点をまとめたメモを自分で作って、ときどき読み返すのも効果的です。自分で要点をまとめた経験とそれを再現する読み返しが重なるからです。

　私たちの学習を記憶に残すには、論理的な理解力が必要です。丸暗記型の勉強をしていると、理解しないまま覚えているので、なかなか記憶に残りません。そうではなく、意味を考え、全体像を把握する方がより覚えやすいです。全体像を把握するには、教科書や参考書の要点を読むとよいと思われます。さらに、それを確かめるために、問題集を解いてみるのがより効果的になります。問題を解くことによって、学習内容を出力し、確認することになるからです。さらに、解けない問題があったら、教科書のどこが理解できていなかったかがわかります。問題を解くことによって、学習内容の脳での長期保存が進みます。また、自分が理解し、覚えたことを人に教えるのも自分の記憶保持には効果的です。

学習のやり方の基本は、なぜだろうと自分で考えて、自分で学習を面白くしていくことです。疑問を追求して、それがわかれば面白くなり、もっと知ろうという意欲が湧きます。そしてその学習が好きになります。

睡眠と記憶

睡眠中に脳では記憶の定着がなされるといわれています。睡眠中は外界からの情報が来ないので、脳の内部で情報の整理が行われ、必要なものについては側頭葉への移管が進み、記憶の定着が起こります。試験前に徹夜で勉強する人がいますが、これは脳科学的には勧められません。覚えたことは1時間後には半分以上忘れますし、睡眠がないので記憶の定着ができないことになります。最低でも４時間程度の睡眠をとって、早朝に勉強する方がより効果的といえます。

このように、忘れない学習方法を体得すれば、頭を良くするための四段目の階段を上ることになります。

5 共感能力を持つ

頭が良くなるための階段を順調に上ってきたとしても、いままでの上り方は自分1人で努力すれば達成できることでした。しかし、賢く生きるためには、人との関係をうまく保つ必要があります。そのためには、共感能力を持つことが欠かせません。

本書で用いる共感能力とは、自分が他者の意見や感情にそのとおりだと感じる共感力、および他者から自分の意見や感情をそのとおりだと感じてもらえる能力の両方を指します。一般に、共感力のある人は共感能力を持ちやすいといえます。共感能力は、他者と信頼関係を築いたり、愛し愛される関係を築いたり、仕事を共同で行う場合などで重要な能力です。

共感能力が高い人は、日ごろから周囲の人への関心が強く、よく観察をしています。そして会話をする際にも、相手の言葉をそのまま受け取るだけでなく、そのような考えに至った経緯や心理状態を考えながら聞いています。また、共感能力のある人は、聞き上手で、相手の伝えたいことを最後までしっかりと聞きます。共感能力がある人は、楽しい経験だけでなく、辛い経験やそれを乗り越えてきた経験をたくさんしてきた人が多いといえます。いろいろな経験が多い分、相手の状況と似ている自分の経験を重ね合わせて聞くため、相手の心情をリアルに想像しやすくなります。

共感能力を高めるには、人間に興味を持つことが重要です。まずは周囲の人に興味を持つことから始め、気持ちや心理状態を読み取る練習をします。私たちの日常体験には限りがあるので、映画を観たり小説を読んだりしながら、登場人物の気持ちや心理状態を読み取ります。登場人物の心情は、セリフだけでなく、状況描写や行動にも表れています。そうしたさまざまなことをヒントにしながら、登場人物がなぜその行動をとったのか、そのとき、どんな気持ちや心理状態だったのかなどを推察してみます。

また、共感能力を高めるには、いままで苦手と思って避けていた人を理解しようという試みも効果があります。そのとき、相手の話を聞きながらも、つい頭の中で自分の意見を挟みながら聞いてしまいがちになりますが、目の前の相手の感情に寄り添いながら聞くようにしてみます。そして、どうしても共感できない場合は、その人の理解に努めます。そうすると、やはり共感はできないが、その人はこういう理由で、そんな考え方になったのだという理解に至ることができます。その結果、その人に共感できなくても、苦手意識がなくなります。そのうち、その人の態度が変わってくれれば、将来共感できる日が来るかもしれません。

共感能力の中で、他者から自分の意見や感情をそのとおりだと感じてもらえる能力を育てるには、どのようにしたらよいでしょうか。この能力は、他者から信頼してもらえる能力だと言い換えてもよいかもしれません。この能力を育てるには、第一に、誠実に行動し、自分の言葉や行動に責任を持つことです。約束を守ることが信頼につながります。第二に、他者への配慮や気遣いを忘れないことです。そのためには、自分が他者からどう見えているのか、自己中心的な言動をしていないかチェックします。第三に、感情をコントロールする習慣を身につけることです。誰でも、怒りや悲しみなどのネガティブな感情を抱くことがありますが、その感情のままに行動したり、表情や態度に出したりしないことが望ましいです。

共感能力を養う

私たちが人間として生きている以上、他者との関係が欠かせません。他者を愛し、他者と協力し、他者との争いを調停しながら生きていく必要があります。他者との関係には感情が大きく関わっています。自分と他者との感情に折り合いをつけるためには、自分と他者をよく理解し、共感能力を身につけていくことが不可欠です。

人間は誰でも、自分中心に考える傾向があります。人間は誰でも自分を認めてくれる人には好感を示し、一緒にいたいという気持ちになります。人は自分に注目し、ほめてくれれば、その人に好感を持ちます。また、自分が不安な状態にあるときに、相手が自分も同じだといってくれ、その不安を引き受けて考えようとしてくれれば、安心感が生じ、信頼感が増します。また、人間関係において、一般的には本音を出さないことが多く、本音を出すことには、とても勇気が要ります。それでも、自分に対して本音で接してくれる人には、本音で返したくなります。そうすると、信頼関係がより深まります。

頭の良い人は、そのような他者との関係を通して共感能力を身につけていきます。頭の良い人は、豊富な知識や思考力だけでなく、共感能力のある人です。そして、仕事を遂行するに際して、相手の感情を逆なですることなく、考え方の一致点を見つけ、お互いに協力することができます。

親友を持つ

共感能力を養うためには親友を持つことが一番です。親友とは、「精神的な個人主権の侵害を許容できる人間関係」であると誰かが言っていました。こういう深い人間関係は最近希薄になりつつあります。しかし、人間は一人ひとりが孤独であると同時に他者なしで生きることはできません。お互いを理解し合うことによって深い共感が得られるし、自分とは違う考え方はとても参考になります。人間は自分自身をわかっているようで、一番わかっていない存在であるといっても良いと思われます。自分をつくっているものは、脳に蓄えられている膨大な潜在意識からなっていたり、その影響を受けたりしていて、意識の中に上ってこないものが多いからです。そういう意味では、自分のことを理解しながら鋭く自分の問題点を指摘してくれる友達を必要としています。そのような友達をありがたいと思わなければなりません。

どちらか一方、または両方が自立していない場合、あるいはそうでなくても、そういう友達の存在をうっとうしく感じる場合もあります。深入りし過ぎることによって一方的に相手に寄りかかったり、過剰に干渉してまずい関係になることもあります。お互いの遠慮も必要というか、ほどほどの距離も必要といえます。そういう意味では、「親友とは、お互いの独立した個性を尊重し、適当な距離を保ちながら、精神的な個人主権の侵害をある程度許容できる人間関係」という方がよいかもしれません。親友とは一緒にいるだけで気が休まるものです。特に言葉を交わさなくても通ずるものがあります。

また、親友とは、志しているものが同じで、実力が同程度であることが多いです。そうでないと、どちらかが一方的に頼る関係になるし、お互いに得ることが少なくなるからです。そういう意味では、「親友とはライバル同士」という側面もあります。いい意味でライバルを持つのは素晴らしいことです。ライバルに負けまいという気持ちが、自分の持っている潜在的な能力を引き出すことも多くあります。そういう意味では、親友とは安心して何でも話せる気楽さがある一方で、ある種の緊張関係があることも大切な要素であるといえるかもしれません。

親友を持つことを含めて共感能力を持つことで、他者との関係を円滑に保つことができ、仕事の場面では互いに協力することができ、人生の楽しみも倍加します。共感能力を持つことで、頭が良くなるための階段の五段目に上がることになります。

6 目標に向かって努力する

具体的な目標とその期限

脳が本気になって活動してくれるためには、何かを始める、つまり行動しなくてはなりません。簡単なことでよいから行動することによって、脳はやる気になります。そのためには、目標を持つことが一番です。例えば、「来年は○○に入学する」「来年までに行政書士の資格を取る」など具体的な内容を期限を決めて表現すると、脳は俄然としてやる気になります。そして、来月までにこの本を読む、今日はこのページまで問題集をやるという具体的な予定が立つと、1日の過ごし方がきびきびとしてきます。仕事をやりながら資格の取得を目指す場合では、通勤時間などすき間の時間を有効に利用することをなんとも思わなくなります。目標に向かって何かをなしているという自分の姿勢を心地よく感ずることができます。具体的な目標とその期限が設定されると、脳ではドーパミン神経系が働いてやる気をもたらす側坐核が活性化して前頭前野にもそれが伝わり、ドーパミンという神経伝達物質が分泌されて快感が生じます。

砂浜でまっすぐ歩こうとします。そのとき、歩く先に目標がある場合とない場合では、まっすぐの程度が違います。目標の存在は、そこに到達するのを容易にする効果があります。例えば、教員になるという目標がある人は、教員試験に合格しないと教員になれないから、その試験勉強に力が入ります。その際、教員になりたいという願望が強いほどよく勉強するので、合格の確率が高くなります。たとえ小さな目標でも、目標を持つことが「頭が良くなる」ための必要条件です。特に、最初に立てる目標は、ちょっと努力すれば達成できる程度のものにします。最初は達成できたことが励みになり、次の目標に向かう力が湧いてきます。達成感があると、脳からはドーパミンが分泌されて、小さな快感が生じ、やる気になります。

無理な目標にしない

目標の設定に当たっては、決して無理な計画を立てないことが肝心です。無理な計画だと、目標が達成されないことが多く、それでやる気がなくなってしまいます。始めは無理のない計画だと思っていても、途中で予期しない障害が生じて予定が大幅に遅れることも、ある程度は覚悟しなければなりません。結果として、予定したことの8割くらいが達成できれば、満足してよいと思われます。いつも予定の8割以上の達成を目指すには、予期しない障害が生じた場合に、すぐに修正した目標を立てるのが賢いやり方です。修正した目標でも達成できれば、達成感を味わうことができます。修正した目標がないと、目標が達成されないことになり、やる気を失ってしまうからです。また、目標に順位をつけて、第1目標はここまで、第2目標はここまでと決めておくと、第2目標は達成できなくても第1目標は達成できたからまあよいかと自分（脳）を納得させることができます。すべてに全力投球すると脳のエネルギーが枯渇してしまって、やる気を失います。

目標の大きさ

私たちの人生の目標は、大きければ大きいほどその達成したときの成果が大きいし、達成しようとする力も大きくなります。仮に「世の中に貢献する」ことを目標にし、その具体的な直近の目標として、教員になることを目指したとします。その人は目標が大きいので、教員になっただけでは満足せず、より良い先生を目指し、教材研究に力を入れます。そして教員仲間と研究会を作って教材研究の研鑽に励みます。その成果を本にしたら、その本が売れて、副業で執筆することが日常化します。そのうち、大学の教員にならないかと声が掛けられて、大学教授になりました。筆者はその人を知っていますが、その人は大学教授を定年で退職した後も、執筆活動をして活躍しています。

できれば、人生の目標を設定し、ノートに10年先の目標、来年の目標、来月の目標を書いておくとよいと思われます。そして、来月の目標、来週の目標があれば、明日のやることがすぐに決まります。そして、明日の朝起きると、やるべき行動がスムースにスタートします。行動がスムースにスタートすると、脳がやる気になってドーパミンを分泌し、軽い快感が生じます。そうなると、目標の達成が容易になります。

筆者の千葉大学時代のやり方

筆者が千葉大学に勤務していたころは、年間計画、月間計画および週間計画を立てていました。年間計画では、論文を書く数、学会発表の件数、著書の計画、週末にテニスのやる日数まで手帳に記入していました。通勤には幕張から大学のある西千葉まで電車で約8分かかりますが、その間に手帳を見てその日の計画を立てていました。手帳にその日やることを書くことは、今日自分はこれとこれをやるということを自分自身の脳に対して宣言することを意味します。すると、頭の中にその日やることが入っているので、自分の部屋についたらスムーズに仕事に着手できます。帰りの電車では、その日の予定の達成度をチェックし、次の日やるべきことを考えます。

定年後は時間がたっぷりあるので、年間計画と月間計画は立てますが、その日の計画は頭の中にほとんど入っています。天気のいい日は午前中テニス、午後は原稿書きとだいたい決まっています。月間計画には、出版を目指す本に関する計画、原稿書きの予定字数、テニスの試合数、ウオーキングの回数、誰かと会うこと、囲碁の予定、旅行の計画なども入ってきます。

目標設定と目標達成の好循環

どんな人でも、目標に向かって努力していけば、脳の効率が良くなり、頭が良くなる方向に進むことができます。自分はこれから頭が良くなるのだと自分に言い聞かせ、徹底的に人のまねをすることによって、自分の行動の仕方がわかってきます。次に、目先の簡単な目標を定めてそれに向かって取り組みます。例えば、中学校理科の教員になることが目標だとして、今週は生物の細胞についての勉強をすることを目標にするとします。朝の1時間を勉強時間として確保し、その時間は集中して取り組みます。そうすると、細胞の中では、細胞核の遺伝情報を基にしてタンパク質が合成されること、細胞内でエネルギーが産生されて代謝活動をしていることなどがわかってきます。そうすると、好奇心が湧いてきて、植物の細胞と動物の細胞はどう違うのか、一般の細胞と神経細胞がどう違うのかなどの疑問が湧いてきて、さらに調べてみたいという気持ちになります。

このように目標に向かって努力する積み重ねが頭の良さにつながっていきます。そのとき、目標の設定→時間の確保→物事に集中→目標の達成と新たな目標の設定を繰り返す好循環が成果を生み、大きな目標の達成に近づいていきます。

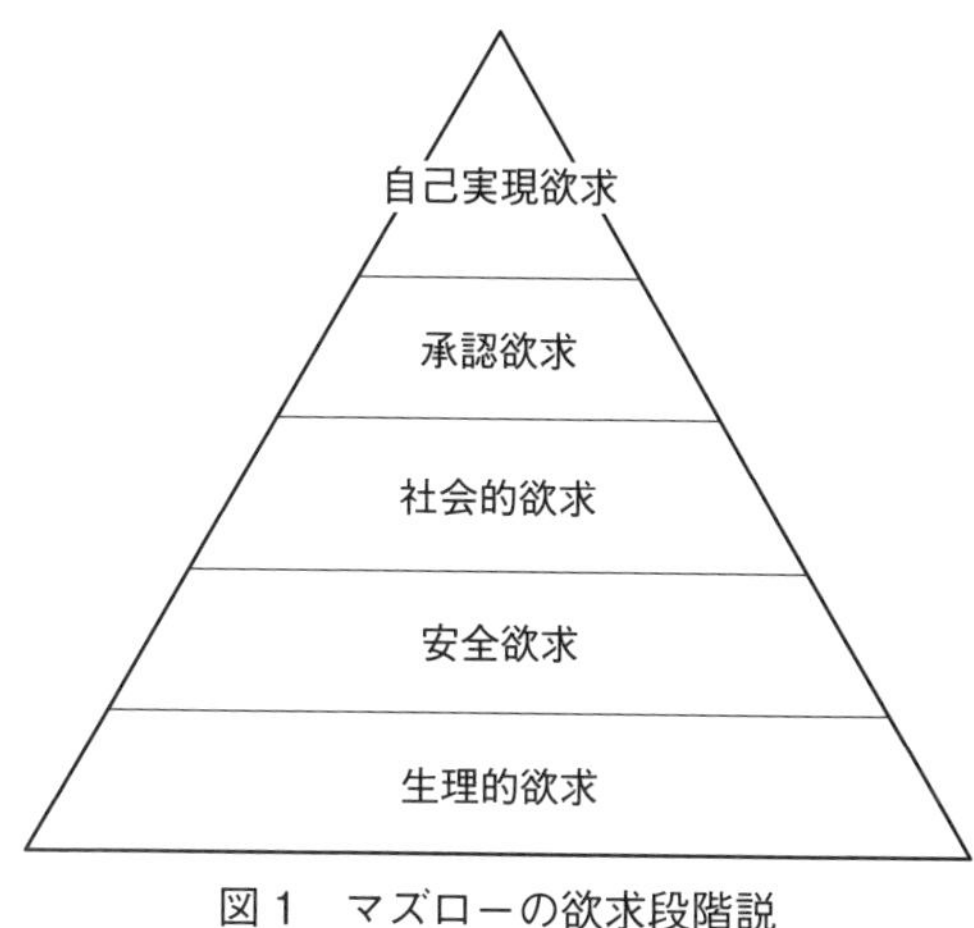

図1　マズローの欲求段階説

マズローの欲求段階説

アメリカの心理学者マズロー氏は、欲求段階説を提起しています。図1にマズローの欲求段階説を示します。人は生きていくうえで、まず、食欲、性欲などの生理的な欲求を求めます。生理的な欲求が満たされると、人は安全を求めます。安全が満たされると自分が社会的集団の中に必要とされていることを求めます。社会的な欲求が満たされると、人は自分が集団から価値ある存在と認められ、尊重されることを求めます。承認要求が満たされると、人は目標を達成することによる自己実現を求めます。最初の生理的な欲求は、脳では、脳幹にある視床下部が担当します。上の段階に行くに従ってやる気に関係する側坐核、感情を支配する扁桃体、理性の座の前頭前野などが働く度合いが強くなります。上の段階に行くほど、強い快感と充実感が得られると考えられます。

目標を達成するために必要なこと

頭が良くなるためには、自分が関心を持つ分野において、長期ビジョンを持ち、日常的に実行可能な目標に向かって努力することが求められます。

サッカー選手であれば、チームが優勝するという目標のために、一人ひとりが努力します。走力を鍛え、パスの出し方や受け方、そしてゴールに向けての正確なキック力を鍛えます。そういう能力は、強いやる気に基づいた猛練習によって鍛えられます。猛練習を繰り返すことによって、脳には一連の運動動作のパターンが記憶され、ほとんど無意識的にボールに反応して正確なキックを出すことができます。でもそれは運動能力が優れているのであって、頭が良いとはいえないのではないかと思う人がいるかもしれません。しかし、ジョッギングするだけで脳の運動野関連部位だけでなく前頭前野が活性化することがわかっているように、優れた運動能力は、脳の広範囲な部位の活性化によって支えられています。脳の広範囲な部位の活性化は、豊富な知識、思考力、判断力、共感能力のある人の脳でも同様に起こっています。したがって、優れた運動能力のある人は、多少使う脳部位が違うかもしれませんが、頭の良い人と同様の脳の使い方をしているのです。さらに、優れた選手は、チームメイトとの連携も重要視し、信頼関係を作って連携プレーを鍛えます。そういう個々人の頭の良さに加えて、チーム全体として信頼感を持ってまとまり、連携と戦術を鍛えると、チームとしての頭の良さが発揮され、目標に向かってさらに前進できます。

脳を健全にすること

頭の良さは脳を健全にすることによって達成されると考えられます。脳を健全にするには、脳をよく使うことが必要です。目標に向かって努力している状態は、脳をよく使っている状態です。目標の達成が順調に進むと、脳からはドーパミンが分泌されて、達成感が出てほのかな快感が生じます。そして、いろいろなことに好奇心を持ち、読書に親しむ生活をすると、洞察力、類推力、直観力が養われてきます。それだけでなく、趣味や楽しみ、運動する時間を確保すると、脳からはドーパミンだけでなくセロトニンも分泌され、静かな覚醒と快感が生じます。さらに、親しい友達との交流の機会を持ち、楽しみを増やすことが、脳をより活性化することになります。

このように、日々の目標を達成することで充実感が生まれます。目標を達成しつつある状態では、側坐核と前頭前野が刺激され、ドーパミンが分泌されて快感が得られます。そういう状態になると、新しい次の目標を設定するのがより容易になります。そういう目標設定と達成という好循環にあることが、脳をよく使うことになり、頭が良い状態であると思われます。そうなれば、頭を良くするための六段目の階段を上ることになります。

第3章

頭の良さをつくる習慣

1 頭の良さと運動

アメリカのイリノイ州ネイパービルの203学区にある高校の学校群で、授業の始まる前の約10分間に毎日運動を続けた結果、世界約23万人の生徒が参加する学力テストで、理科1位、数学6位の成績をとったとのことです。アメリカ全体では、理科18位、数学19位ですから、この地区の成績が良かったことが非常に注目されました。さらに、肥満な生徒の割合が大幅に減りました。これについては、『脳を鍛えるには運動しかない』の著者ジョン・J・レイティ氏が紹介しています。さらに、カルフォルニア教育局による延べ88万人の小・中・高校生の学力と体力の調査では、児童生徒の年齢にかかわらず、体力測定の結果が良い児童生徒ほど学力テストの成績が良かったことが報告されています。日本の調査でも、同様の結果が報告されてい

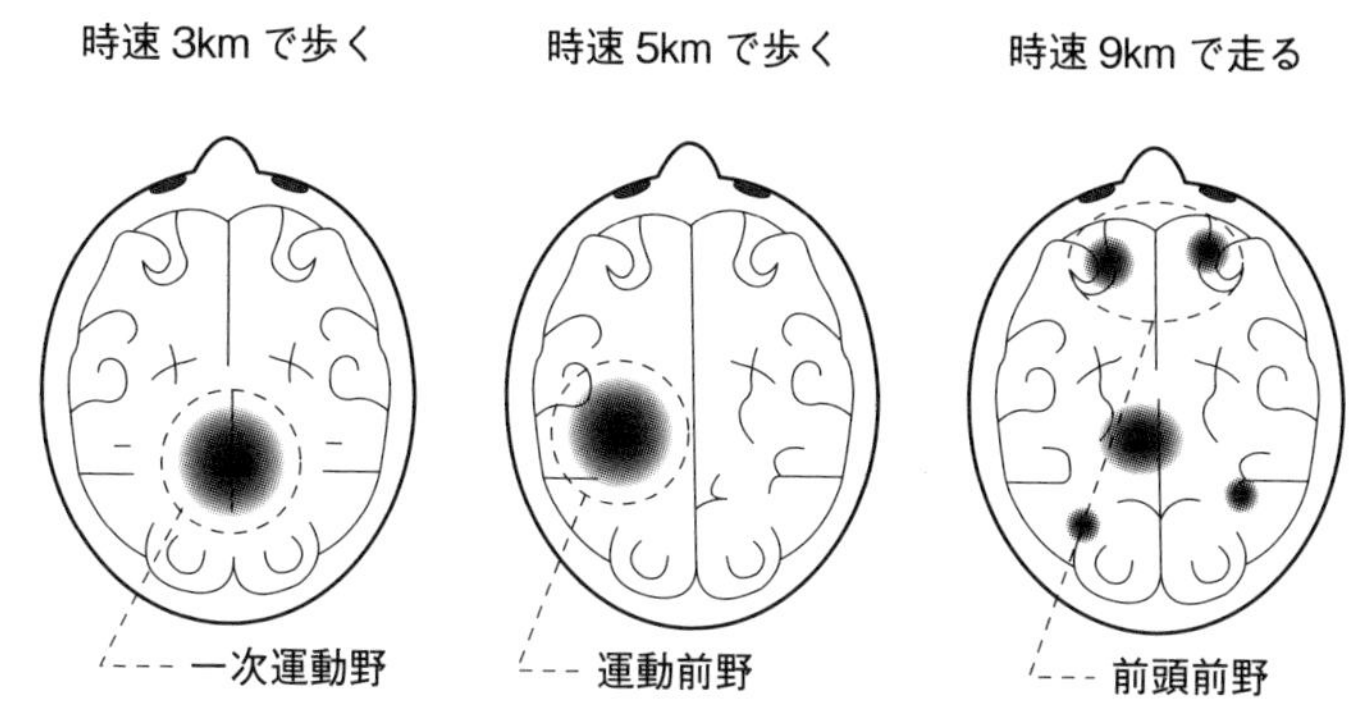

図２　近赤外線イメージング法による運動時の脳の活動記録
出典：久保田競ら著『仕事に効く、脳を鍛えるジョッギング』

ます。また、スウェーデンにおいて、兵役のために招集された18歳時の120万人の体力測定と、その後の職業との関係を調べた結果、体力の高い人ほど、その後の人生で良い職を得ている傾向があることがわかっています。これらの事実は、運動を継続している人ほど学習能力あるいは実行能力が高いことを示しています。

運動しているときの脳内の働き

運動することによる学習能力や実行能力に対する効果はどのような要因によるのでしょうか？　京都大学名誉教授の久保田競（くぼたきそう）氏らは、著書『仕事に効く、脳を鍛える、スロージョギング』の中で、近赤外線イメージング法を使って運動中の脳の活動を調べています。その結果を図2に示します。時速３㎞で歩くときは主として一次運動野が活性化していますが、時速5㎞の速足で歩くと主として運動前野が活性化し、時速9㎞でジョッギングすると、一次運動野、運動前野に加えて前頭前野が活性化していることがわかりました。

久保田競氏らは、走ることで特に前頭前野の10野と46野が活性化されることを強調しています。10野は超前頭野と呼び、おでこの奥にあたる部分です。超前頭野は進化的に最も新しく、人間らしい働きをしている部位で、脳全体の1・2%を占めています。チンパンジーの超前頭野は0・6%にすぎません。また、46野は10野の隣にあり、ワーキングメモリ機能を持つ部位で、作業や思考のために一時的に記憶する場所です。運動をしようと思ったとき、前頭前野からはその意思が補足運動野と運動前野に伝わります。運動前野では、視覚などの外的刺激情報を反映して運動の選択を行います。補足運動野では、自発運動を選択し、開始指令を出します。これらの情報が一次運動野に送られ、運動細胞に伝えられて、筋肉への刺激となり運動が実現します。

運動中における前頭前野の活性化

運動をしようと思ったときに前頭前野から指令が出ますが、図2から、運動中にも前頭前野の10野と46野が活性化することがわかりました。10野の超前頭野は、いくつかの処理を並行的に行う、関係性の統合を行う、将来の予測や計画を立てるなど認知的に高度な働きをしています。46野は10野に隣接していて、情報を一時保管しておくワーキングメモリー機能を持ちます。運動をすることにより、10野と46野が活性化し、思考における関係性の統合、行動を制御する働き、将来の予測、また、必要に応じて思考や行動を柔軟に切り替える実行機能を制御しています。運動をすることによって、これらの領域で栄養成分のＢＤＮＦが分泌され、神経細胞の樹状突起とシナプスが成長すると考えられます。そのため、10野と46野における情報伝達が良くなり、思考や行動の制御、認知の柔軟性が得られることになります。アメリカのネイパービルの学校群における運動習慣による成績向上は、運動することによって脳の前頭前野における情報伝達が向上することによると考えられます。

2 頭の良さと睡眠

最適な睡眠時間

健康には7時間の睡眠が最も適当だとされています。アメリカにおいて、30〜102歳までの100万人について調査した結果、7時間睡眠の人が最も死亡率が低かったと報告されています。1日9時間以上の睡眠では、心筋梗塞、狭心症、高血圧などの心臓血管系の病気と脳卒中のリスクは1・5倍に増えます。60歳以下で睡眠時間が5時間以下の人は7時間睡眠に比べて心臓血管系のリスクが3倍に増えたとしています。主なリスクは、心筋梗塞、狭心症、高血圧、脳卒中、糖尿病、肥満です。睡眠時間が5時間以下の人は肥満のリスクが非常に高まります。睡眠が少ないと脳が危険を感じて栄養を取ろうとするのかもしれません。睡眠時間が5時間以下しか取れない場合は30分程度の昼寝をしてカバーするとよいと思われます。

睡眠中の記憶の整理

睡眠中に脳では記憶の整理が行われていて、人は夢を見ている状態になります。睡眠中は新しい情報が入ってこないので、情報の整理を行いやすいのです。学習時には、外界からの情報によって記憶が貯蔵される大脳皮質の関連部位（側頭葉）に活性化が起こり、次いで大脳辺縁系の海馬が活性化されて記憶が形成されます。睡眠時には、海馬から活性化が起こり、それが大脳皮質に伝わり、記銘時の活性化と逆の経路で側頭葉に活性化が起こります。睡眠時には、海馬で記憶の再生が早送りで行われ、深い眠りでは数十倍の速度になります。その結果、記憶の定着が起こります。睡眠中に海馬が情報を整理することをレニネセンス（追憶）といいます。ピアノの練習をいくらしても弾けなかった曲を、次の日にすらすら弾けたりするのはレニネセンスによります。テニスのボールの打ち方をいくら練習してもうまくできなかったのに、一晩寝た後でもう一度やると難なくできるのも同じ効果です。したがって、睡眠不足があると、記憶の定着がうまく行われません。したがって、試験前日に徹夜で勉強するのは、効率の良い方法ではありません。少なくとも4時間は眠って、早朝に勉強した方がはるかに効果があります。

睡眠不足による機能低下

睡眠不足の影響は記憶の問題にとどまらず、人間活動の広範な範囲に及びます。前頭前野は偏桃体の活動を抑える役割があるので、睡眠不足だと扁桃体の活動を抑えられなくなり、感情的になりやすくなります。前頭前野が事故で傷ついた人が短気で怒りっぽくなった例が多くあります。睡眠不足だと前頭前野の働きが低下します。前頭前野は、意思決定、コミュニケーション、思考、意欲、行動や感情の抑制、注意の集中と分散、記憶の制御など人間性の根幹に関わる働きを担っています。したがって、睡眠不足だと、頭の働きが悪くなります。

睡眠中の老廃物の排出

また、睡眠中にはアミロイドβなどの老廃物の排出が行われることがわかっています。睡眠中は、脳の神経細胞間の隙間が広がって、老廃物を流すリンパ液の流れが良くなって、老廃物を脳の血管に排出する穴のようなものも開きます。それで、睡眠中に「脳の掃除」が促されると考えられています。そのため、睡眠不足が続くと、アミロイドβなどの老廃物の排出がスムーズに行われなくなり、認知機能が低下します。それがひどくなると、認知症のリスクが高くなります。睡眠不足だと頭の働きが悪いように感じるのは、前頭前野の活動の低下、脳の老廃物の排出の阻害によるためです。したがって、頭を良くするためには、適切な睡眠時間を確保する必要があります。

3　頭の良さと遊び

遊びの効用

遊びは脳の柔軟性を高め創造的にしてくれます。動物は遊びを通して主要な認知スキルを発達させています。遊びの中で、敵と戦う練習や餌を取る練習もしています。遊びがその個体や種の生存を左右するほどだといわれます。よく遊ぶ熊ほど長生きするというデータもあるとのことです。遊んでいるときの動物たちは極めて柔軟で創造的な行動をとります。

子どもの遊び

親の中には、遊びは役に立たないもの、不必要なもの、怠けることだと考えている人がいます。そんな親は外で遊ぶ暇があったら勉強しなさいといいます。しかし、そんな考えは大間違いで、子どもは遊びを通していろんな知識や体験を身につけています。それだけでなく、子どもは遊びを通して、今後の人生を生きていくための土台を築いているとさえいえるのです。

子どもは遊びの中で、走り回り、とび跳ね、投げたり打ったりします。そうすると、体力がつき、筋力が発達し、手先が器用になり、運動能力が伸び、長時間集中する持続力が身につきます。また、運動が学習能力や実行能力を鍛えるという考え方もあります。

遊びに集中することで、物事に積極的に取り組む態度、集中力や持続力が身につきます。子どもにとって遊びは夢中になれる良い機会です。遊びそのものが喜びで、毎日の生活に充実感が生じます。遊びの中で、旺盛な好奇心を発揮し、生活を生き生きと活力にあふれたものにします。遊びによって物事に夢中になる集中力、ねばり強さ、忍耐力、計画的な実行力が身につきます。

遊びの中での工夫

子どもは、木切れ、石、紙、ペットボトルなどを使って、それをさまざまな遊び道具に工夫します。子どもは遊びの中で、創造することを覚えます。1つの遊びに飽きると、次々と新しい遊びを工夫していきます。集団遊びでは、ルールの範囲内でいろいろな遊び方を変化させて遊んでいきます。野球で人数が足りなければ、その人数内でできるルールを自分たちで工夫して遊びます。

遊びの中で覚える社会性

子どもの世界では、わがままな子、おとなしい子、自己主張の強い子、乱暴な子などいろんなタイプの子がいます。遊びの場では、嫌いだからといって一緒に遊ばないことは難しいです。いろんなタイプの子と遊ぶことによって、子どもは精神的に成長していきます。遊ぶことによって、今後の人生でいろんなタイプの人と円滑に接していく方法を見つけることができるようになります。

子どもはケンカによって成長し、強く育っていきます。賢く振る舞う力を身につけていきます。ケンカは自己主張のぶつかり合いです。子どもはケンカを通して自己主張のできる力、理屈で自分の考えを主張できる力、言葉による表現力を身につけていきます。きちんと自己を主張できない子は、いじめられやすくなります。

大人でも、遊びや趣味を通して人との交流が増え、コミュニケーション能力が養われて、生きる楽しみが増します。会社の経営者の中には、「遊びたいから仕事を一生懸命やっているんだ」という人が相当いるようです。頭の良い人は、仕事も遊びも集中して行い、切り替えが上手な人であるといえましょう。

遊びの持つ豊かさ

人間は遊ぶ生き物で、遊びを通して楽しく生きる方法を身につけます。遊んでいるとき、最も純粋な形で人間らしさを発揮し、自分らしさをさらけ出します。生きている実感をもたらすのは、遊んでいる時間です。遊びは発想を豊かにし、新しいアイデアが生まれ、古いアイデアが新たな命を得ていきます。遊びの中で好奇心が刺激され、未知のものを知りたいという意欲がわいてきます。

遊びは選択肢を広げてくれます。それまで気が付かなかった可能性や、思いがけないつながりに気づかせてくれます。遊ぶことで、私たちの視野が広がり、常識にとらわれないやり方が見えてきます。意識の流れが豊かになり、新たなストーリーが発見できます。

遊びはストレスを軽減してくれます。ストレスは脳の生産性を下げ、好奇心や創造力の働きを弱めます。仕事でストレスを感じると何でもうまくいかなくなります。ストレスによって、感情を司る扁桃体の働きが強くなり、海馬や前頭前野の働きが弱くなります。

遊びは脳の高度な機能を活性化し、脳の実行機能に影響を与えます。実行機能とは、計画順位付け、スケジューリング、予測、委譲、決断、分析などです。遊びは脳の論理的で冷静な部分を刺激すると同時に、自由奔放な探求心も刺激してくれます。ニュートン氏はぼんやりと心を遊ばせているときに木から落ちるリンゴを見て、万有引力の着想を得ました。

遊びは、脳の高度な機能を活性化するだけでなく、ストレスを和らげ、自由奔放な探求心も刺激してくれます。頭の良い人は、遊びの習慣と遊び心を持っています。

4 頭の良さと脳トレ

脳トレは、認知症の予防や成人の短期記憶を向上させるものとして推奨されています。その目的は、脳を使うことによって、脳内のネットワークを働かせ、認知機能の低下を防ぐことにあります。

音読と計算を用いた脳トレ

ヒトが進化の過程でチンパンジーなどと分かれた大きな要因は、直立二足歩行したこと、狩猟採集生活により運動することを日常化したこと、そして道具や言葉を使うようになったことです。このうち、脳トレでは主として言葉を使います。最もよく使われている脳トレは、音読と計算です。音読や計算によって脳を活発にするスイッチのようなものが働くと考えられています。音読はコミュニケーションのツールとしての言葉の利用、計算は数の概念の延長にあります。言葉と数の概念はヒトが築いてきた文明のツールともいえます。

江戸時代の寺子屋教育では、読み書きそろばんが教えられていました。そのうち、音読については意味がわからないうちから論語などの音読をさせていましたが、それが脳の活性化につながっていました。

計算については、特にむずかしい計算をする必要はないようです。むずかしい計算でも脳を使うことになりますが、言葉を使って論理的に考える必要があり、左脳中心の使い方になります。『頭がよくなる脳の使い方』の著者川島隆太氏によれば、単純計算のときは、左右の前頭前野が活発に働くとしています。具体的には、6＋5＋8のような簡単な内容です。川島氏によれば、平均年齢48歳の人たちに、1日5分間程度の音読と計算を続けてもらうと、単純な記憶力が音読で約30％、計算で約20％向上したということです。

川島氏は、さらに漢字などを書いて覚えることを勧めています。見るだけだと後頭葉と左脳の前頭葉が働くだけですが、書いて覚えようとすると左右の前頭前野が働いて記憶力がより向上します。

記憶力を向上させるには、まずやる気があることです。いやいや仕方なしに覚えようとしても、脳は活発に動いてくれません。次に、覚えやすくなる工夫をすることです。覚えたいものと関連するものをいくつか用意しておけば、連想して思い出すことが容易になります。もう一つは、反復練習です。繰り返すことによって情報のネットワークが強化され、記憶が強化されます。音読や計算の練習による脳トレは、そのような記憶強化の基礎になると考えられます。

脳を使うこと

脳トレとして有効なのは脳を使うことですから、脳をよく使うことは何でも脳トレになると考えられます。ウオーキングなどの有酸素運動をすること、人と話したりコミュニケーションをすること、新しいことに挑戦すること、遊ぶこと、スポーツをすること、好きなことをすることはすべて脳トレになると考えてよいと思われます。

5 頭の良さと好奇心

知識と好奇心

最近の若者たちは、知識は多いが、好奇心が育っていないといわれています。身の回りにあるものが箱の中に詰まっていて、その中身を見ようともしない人が多いようです。箱を壊して中身を見ようとする姿勢がないように見受けられます。スマホなどの発達したメディアによって、実物に触れる前に虚像の情報が頭に入ってしまい、物事の仕組みや成り立ちにまで踏み込んで観察をしたり考えたりすることが少なくなっているように感じられます。知識の量が増えても、独創的な事柄に結び付くような好奇心が育っていません。

好奇心とは、物事がそうなっている理由をその成り立ちや歴史に思いをめぐらせること、いままで知らなかったことに出会ったとき、その事柄についてもっと深く知ろうとする姿勢、よくわかっていると思っている事柄でも、それに関する条件が大きく変わった場合にどうなるだろうかと考え、空想を膨らませてみること、興味を感じた事柄から、芋づる式に思いを手繰らせたり、突飛なことを考えてみることなどがあります。

知的探求心

好奇心とは、知的冒険心や知的探求心です。知的探求心は、まず自分の五感で対象を把握することから始まります。目で見、耳で聞き、手で触れてみること、そして、複雑な現象の種明かしに努めます。すると、別の知的探求心が湧いてきて、思考を深めることができます。そういう繰り返しの過程で、新しいことが発見できれば感動することができます。その感動はこれまでの努力を補ってくれます。さらに、その発見が人に評価されれば、脳の報酬系からドーパミンが分泌されて快感が発生し、一段とその努力を続ける力が湧いてきます。頭の良い人は、知的探求心を持ってそのようなプロセスを何回も経験した人です。

慣れによるマンネリ

一般に、子どもは何にでも興味を示して好奇心がありますが、大人は好奇心が出にくく、ワクワクする体験が少なくなっています。その1つの要因に、慣れによるマンネリ化がありまず。初めて見たものは何だろうと探索しますが、それに慣れると別のことに興味が向いてしまいます。慣れは人間にとって必要な機能で、いつまでも1つのことにこだわっていると、新たに発生した別のことに対応できません。脳は多くのことを処理するために、慣れることを用意しています。それがマンネリ化につながっています。マンネリ化をうまく調節しつつ、ワクワクする体験を失わないようにすることが大切です。

ワクワクする体験

ワクワクする体験としては、好きな人とデートをする、好きな外国に旅行する、好きなスポーツをする、好きなスポーツ観戦をする、好きな映画を観る、好きなゲームをするなどがあります。では、知的なことで、ワクワクする体験をするにはどうしたらよいでしょうか？　それには、知的な好奇心を普段から持っていることが求められます。知的な好奇心を育てるには、普段からたくさん本を読んでいることが必要です。その中で、面白いと感じられる本に出会ったら、それに関連する本を芋づる式に読んでいきます。そして、感情を揺さぶられるような読書体験を持てば、好奇心が育っていきます。感情を揺さぶられる読書体験は、人生の充実感や満足感にもつながります。また、好奇心が育っていれば、日常のいろいろなことに興味を持ち、探求心が育ちます。好奇心を持つことによって、知的探求心が刺激され、目標達成のための手段が増えることになります。

6 頭の良さと読書

最近、情報源をスマホなどに頼る人が多く、本を読まない人が増えています。新型コロナの影響で、一時的に本の売り上げが増えたそうですが、本の売り上げは長期的にみると低下傾向にあります。マンガなどはまだ売れているようですが、真面目な本ほど売れていないといわれています。日本の大学生は欧米などと比較して特に本を読まないと言われています。本を読まないと、じっくり考えることがなくなり、思考能力が低下します。テレビは目的があって見ているときはよいと思われますが、何となく見ているというのは時間がもったいないです。知性を磨いたり、人生のいろいろな側面を知るには活字を含めた言語体験が必要不可欠です。言語体験の基本は読むこと、書くことです。いろいろな本を読むことによって、多方面の知識を得ることができ、思考方法と感性を磨き、表現能力を磨くことができます。素晴らしい本に出合うことは、素晴らしい人に出会うことに等しいといえます。

書物はアイデアの情報源

書物はさまざまな知識の貴重な情報源です。何かを解決するためのアイデアは、何もないところからは生まれません。世の中の「新しいアイデア」は過去の蓄積のうえに何かを付け加えることで生まれています。アイデアを生み出すには、自分の考えと本の作者の考えとを比較することが必要です。作者の考えを理解しようとしているうちに、理解系脳部位が刺激され、自分の考えが膨らんでいきます。自分のアイデアが新しいかどうか、他人と徹底的に比較することで、新しいアイデアが生まれます。そして、「自分のアイデアはどの位置にあるか」を突き詰めて考えます。本はアイデアを生み出すタネの元になるし、それをどう育てるかについても本から得られることが多いです。

速読法の意味

世の中には、いろいろな速読法がありますが、字面を速く読むだけではあまり意味はありません。速読は頭の回転をよくするための脳トレにはなりますが、理解できなければあまり意味がありません。本をたくさん読んでいると、理解がはやくなるので、自然と読む速度が速くなります。1冊の本を素早く理解する必要に迫られた場合には、まえがきやあとがきを読んで、著者のその本に込められた意図を理解します。次に、目次読みをして効率よく全体を把握します。本には繰り返し出てくるキーワードがあります。目次を見ながらキーワードがどのように展開しているかを把握すると、その本の概要がつかめます。

読書は読む人の懐を深める

読書は知識を得るだけでなく、読む人の思考力を高め、その人の懐を深める作用も持っています。愛読書を持っている人は、精神の基盤を持っていることになります。一般に、本をたくさん読んでいる人は話を聞いても面白いです。読書は物事についてさまざまな角度から理解を試みる手助けをしてくれ、人間としての魅力や機知を磨くうえでも効力を発揮します。いまは知識や情報の入手は容易な時代ですが、情報の価値を自分が見極められるかどうかが問題となります。自分の中に知的、精神的な欲求がないうちは、どんな名著でも自分の中に何も蓄積されません。逆に、その要求があれば何を読んでも心の栄養になります。読みたいという意思が強いほど思考系脳部位は強化されます。前頭葉に位置する思考系脳部位は、思考だけでなく、判断、意思決定、意欲、創造力などに関わります。

古典と呼ばれる本には少数ではありますが、常に情熱的な読者がいます。それは、時間と空間の距離をものともしないで、いつの時代の読者にも感銘を与えます。自分の愛読書としての古典を持つ人は豊かな人間観を持つ人です。

読書は脳の活性化に有効

読書は、単に知識の取得だけでなく、脳の活性化に有効だとされています。読書は、テレビ視聴や音楽鑑賞など受け身で楽しむものとは異なり、本に書かれた活字からその物語の背景や情景、登場人物の気持ちの動きなど、さまざまなことを想像する必要があります。私たちは読書をしながら、想像力を働かせてイメージを膨らませていますが、その無意識の作業のなかで、脳をフル回転して働かせています。そして、読書を重ねるたびにその回転力は増し、想像力がより働くようになると、読書がどんどん楽しくなっていきます。その結果、読書によって、文章力、理解力、集中力、語彙力、知識の増加、視野の広がり、論理的思考、感受性の豊かさなどを獲得できます。

本を読むことによって、後頭葉の視覚領域が働き、言葉を理解するために、角回や頭頂葉が働き、読んだ内容を頭の中で声に変換するので聴覚野が働きます。さらに、文法構造を解析するために、前頭葉のブローカー野や左右の前頭前野が働きます。さらに、本の中の主人公の気持ちに同情して感情系の脳部位も活性化します。

読書は記憶力や集中力を鍛える

高齢の男女を対象とした調査では、読書や作文といった精神的に困難な活動に関わった人は、そうでない人に比べて、記憶力の低下が遅いことがわかりました。読書は記憶力や集中力を鍛えるのに必要な努力を要するプロセスです。読書をするとき、人は書かれた内容から心象地図を作ります。この心象地図が読んだ言葉の処理を助け、知識や記憶を思い出す役に立ちます。継続的な読書という習慣が精神機能の訓練にも役立つと考えられます。そうであれば、人とのやりとりでは、電話やメールだけで済ますのではなく、手紙やハガキを書くということも大切だと思われます。

自分が興味を持った本を楽しんで読むことで、副交感神経が優位になってリラックスした状態となります。その結果、ストレスに強く、うつ病になりにくくなり、脳に良い効果をもたらします。これは、本の物語の内容に感情移入することで、感情が刺激されたり、また他人への共感力が向上して、おおらかな気持ちで人に接することができるようになるからです。また、実生活では体験できないような事柄を想像の中で体験することで、心が豊かになったり、若返ったりもします。

本の見つけ方

読書の利点がわかったとしても、どうしたら良い本を見つけることができるかわからないこともあると思われます。本を見つけるには、本屋へ行く、図書館へ行く、人に聞く、ネットで調べる、雑誌や新聞で紹介されているものを探すなどの方法があります。

しかし、その前に自分がどのような本を読みたいのか、自分自身に問うてみる必要があるように思われます。それには、自分がいま困っていること、解決したいと思っていること、疑問に思っていること、楽しみたいこと、求めていることなどを書き出してみるのもよいかもしれません。書いてみてもなかなか読みたいジャンルが決まらない場合は、ネットや図書館などで、最もよく売れている本、最もよく読まれている本を参考にするのもよいでしょう。手当たり次第に読んでみるのもあながち無駄とはいえないと思われます。読んでいるうちに知りたいことがわかって、読みたい本が見つかることもあります。

もしジャンルを決めることができれば、本屋や図書館へ行っても、どの棚を探せばよいか見当がつきます。ただし、近年は出版不況で、東京などの大都市の大書店でなければ、書店でも多くの本を置いていません。地方では、書店で本を探すのはとても困難というべきで、ネットや図書館の検索システムで調べる方が現実的かもしれません。

書店や図書館で読むべき候補の本が見つかったとします。まずは、本のタイトルと著者をチェックします。それが自分に合っているかどうかを判断します。次に、目次を見ておおよその内容を把握します。さらに、まえがきやあとがきを読みます。まえがきやあとがきは著者がその本全体にかける思いを書いているので、内容の核心部分が推察できます。1冊でも自分にとって良いと思える本が見つかれば、同じ著者の本、関連の本などその本から派生する類書を見つけることができます。

第4章
創造力を生み出す頭の良さ

第2章では、一般的に頭を良くすることを目指す場合の方法を述べました。このとおり実践し、頭を良くするための六段目の階段を上ることができれば、大分見通しが良くなり、当初の目的はほぼ達せられたものと考えてよいでしょう。ところが、前方を見ると、さらに上の方に続く階段があるのが見えてきます。

本章では、創造力を生み出す頭の良さを目指す方法を述べます。優れた発明発見などを行って学術論文や特許などの形で結果を出すことを目指す人、仕事の場における商品開発や新しい事業戦略の開拓を目指す人などは、ここに書いてある方法を実践することが望まれます。もちろん、一般の人でも、ここに書いてあることを部分的にも実践できれば、その分だけの成果が挙げられると考えられます。「この章は自分には関係ない」と思わないで、自分も挑戦してみようという態度が望ましいです。

1　洞察力を養う

洞察力と観察力

洞察力とは、物事の本質を見抜く力のことです。観察力は同じ意味で捉えられることがありますが、観察は表面的な部分を注意深く見る行為で、洞察力は表面的な部分を含め、見えていない部分まで見抜く力です。

洞察力がある人は、観察力があるだけでなく見えていない部分まで見抜く力があること、思い込みや先入観にとらわれず判断する力があること、物事や人などを分析する力があること、多角的な視点を持っていることが挙げられます。それを支えているのは、日ごろから新しい情報に興味関心を持ち、さまざまな情報を得ていることです。

洞察力を高める方法

洞察力を鍛えるためには、物事を注意深く観察する習慣が必要となります。具体的には、周囲の人や身の回りで起こることに対して、「よく見る」ことです。人を対象とする場合は、その場の雰囲気やコミュニケーションの特徴、表情、仕草などをさりげなく、よく観察します。そんな中で、その場の人びとの感じていることや考えていることを推察します。次に、自分の判断を出してみて、それを思い込みや先入観にとらわれずに批判的にみることが必要です。批判的な思考には広い視野からの情報が必要です。そのためには、あらゆることに興味を持ち、身の回りで起こることに対して立ち止まって情報を集める習慣を持つことです。そして、さらにもう一歩踏み込んで、「なぜそのようなことが起こっているのか」など、自分の解釈も加えていきます。そういう繰り返しの中で、深く考える習慣がついていきます。洞察力とは、思考の深さでもあります。思考を深めるために最も有効なのは、起こっている事象に対し、常に「なぜだろう」と疑問を持ってみることです。疑問の連鎖は自然と思考の深さを生むことになります。

洞察力がある人は、物事や人などを分析する力にも長けています。表面を広く観察したうえで的確に分析することで、本質を見抜くことができるからです。分析のスピードも速く習慣化していて、ストレスなく当然のように行うことができます。また、自己分析をする習慣もあり、自分の力をうまく発揮し、失敗をしたときにも次に活かす力を持っています。

エジソン氏に見る洞察力

エジソン氏は、洞察力が優れた人でした。エジソン氏は、周囲で起こっている事象に対し、常に「なぜだろう」と疑問を持ってみて考えを深めていました。よくわかっている原理や法則や自分が理解している事柄を基に、物事を分解したり、組み合わせたり、変形したりして、物事を自分のものとするまで考えていました。物事をその根源まで掘り下げ、より高い知見の助けを借りて真実を知る努力を続けていました。その結果、発明のタネを次々と生み出しました。

対人関係における洞察力

対人関係における洞察力をつけるには、まず人をよく見て理解することです。ただ様子を見るだけでなく、裏側にある気持ちまで見抜きます。そんな人は、情報を多く持っていて、会話がポンポン弾み、楽しくなります。人と話をしているときにも、説明の途中から意図を理解して、先取りをして自分の考えはこうだと考えることができます。また、コミュニケーションが上手なのも洞察力がある人の特徴です。直接話をしているときだけでなく、普段から周りの人をよく観察しています。様子を見ていると、あの人は困っていそうだ、こんなことをやりたいと考えている様子だということがわかり、上手にサポートできます。前提条件なしに相手を見て判断するので、周りがよく見え、結果として、洞察力が高くなると考えられます。人の意図を理解する能力が高いため、聞き上手で、調整役としても能力を発揮します。

ビジネスの現場における洞察力がある人

洞察力がある人がビジネスの現場にいると、その現場で出てきた情報から速やかに本質を見抜き、仮説検証をすることが期待できます。それで、新しい可能性を見いだしたり、これまでにやったことのない業務を考案し、遂行してくれることも期待できます。顧客や市場のニーズを分析して企画立案をする力も持っていると考えられます。

トラブルが発生したりしてもあまり動じないのも洞察力がある人の特徴です。客観的な視点から起こった現象を受け入れて、冷静に分析できます。感情的になって抵抗をするよりも、素直に物事を受け入れることによって偏見を持つことなく、原因は何か、これから何をすべきかといったことを考えられます。また、冷静に何が起こりうるかを分析するために、想定内のことには動じないということも多くなっています。

また、人とのコミュニケーション能力も優れているので、現場の潤滑油になってくれます。マネジメント能力もあるので、部門の管理者として頼れる人材に育つと期待できます。

2 類推力を養う

科学やビジネスの世界での類推

類推とは、Aという問題を考えているときに、何らかの方法でBという事実を知ったとして、そこに類似点を見いだしBの事実の一部をAの問題に適用することです。例えば、原子構造を陽イオンの周りを多数の電子が周回しているモデルで説明することが、太陽系の運動から類推されました。この場合には、太陽系の運動から「ある物体を中心に、円軌道を回る複数の物体が存在する」という抽象化が頭の中で行われて、問題解決につながったものと思われます。この場合に、抽象化とは、具体的事象の構造や特徴を抽出し発見することで、類推するための下準備となっています。抽出した構造と同じ構造を持つ事象として見つけることができれば、2つの事象が遠い世界のことであっても、同じ世界に見えてきて、他の分野からアイデアを得ることができます。

科学の世界で類推は新しい発見につながりますが、ビジネスの世界では、類推は「他分野の事例」を自分たちの業務に結び付けて考えることに対応します。「他分野の事例」を自分たちの業務に結び付けるためには、類推をしなくてはなりません。類推的思考力が高くなれば、必然的に発想力や応用力も高まることになります。類推的思考力は、あらゆる分野に応用がきく有用なものですが、学校の教育現場ではあまり重視されておりません。子どもの遊びの中にも類推を取り入れることは可能なので、そのような視点も大切です。

抽象化することによる類推の手助け

抽象化する思考を鍛える最も良い方法は、図を描いてみて考えることです。図は事象を抽象化したもので、図で考えることが抽象化につながります。太陽を中心とした惑星の運動のモデルを図示すれば、原子構造の着想が容易になります。

ビジネスや研究発表などでプレゼンテーションが行われますが、図で示して整理することで、抽象化が行われます。図を描いて考えるクセが付いていると、抽象化する思考が身について、類推の時にも役に立ちます。

いま直面している問題を深く考えるためには、問題の構造を分析してその要点を書き出してみることが有益です。いくつかの要点を並べてみてその構造を考えて、それらを幹と枝に分けます。すると全体が見渡せるようになり、抽象化する思考につながります。

問題の構造を図示することができたとすれば、その中から類似するものがあるかどうかをチェックします。類似するものがあれば、それらの中で抽象化する思考を働かせて類推力を働かせます。しかし、当面の問題の中に類似のものを発見できる場合は少ないでしょう。そんなときは、思考範囲をぐっと広げて、カギとなる事象と類似のものを探します。範囲を広げて類似のものを見つけるためには、普段から知識の量を増やしておかねばなりません。そうして、遠くの世界にあるBという事象と問題のカギとなるAという事象を類推によって結びつけることができます。

類推力を鍛える方法

類推力を鍛えるには、何にでも興味を持ち、例えば、自分の本来の仕事とは関係がないが、面白いと思える本を見つけて読むとか、新しい情報に触れることが大切です。一見、役に立たないと思えるものが、抽象化の思考力を高め、類推する際の材料となります。実用ばかりを追っていると、類推力を鍛えることはできません。好奇心が強い人は、類推力を鍛える人でもあります。

類推力は、筋肉と同じで日々鍛えていなければ強化されませんし、サボると弱くなってしまいます。類推力を鍛えるためには、日常的に類推するクセを身に付けることが望ましいです。日常生活や遊びの中でも、意識を向ければ類推する機会はたくさんあります。

アイルランドの発明家のダンロップ氏が思いついたとされるゴムで作られた空気入りタイヤは、公園で子どもたちが遊んでいたゴムボールからの類推であったとされています。当時は馬車などの車輪に塊のゴムなどが使われていましたが、乗り心地の悪いものでした。また、当時の自転車は、乗り心地が悪く走る速度が遅いものでした。彼は、ゴムボールと車輪のゴムとの類似性に気が付くとともに、空気の膨張性と圧縮性、ゴムの伸び縮みの原理とを組み合わせ、乗り心地の良い空気入りタイヤの発明に至ったものと考えられます。

さらに、類推力を鍛える方法として、たとえ話や比喩的な表現を普段から意識して用いることも考えられます。形容詞を用いて伝えるのではなく、意識して比喩的表現を使うことによって類推的な思考力が身につきます。たとえ話や比喩的な表現が上手な人は、類推的な思考力が高いといえます。

3 直観力を養う

直観力を養うには、物事を自らの目でよく観察し、普段からよく考えていることが必要です。そこから想像したり、考えをめぐらせたりする努力を継続することで直観力が生まれてきます。直観は合理的に説明のつくものとはほど遠いですが、合理的に説明のつくものをいくつか組み合わせたり、そこに何かを付け加えたりすることによって新しい考えが出てきます。自然科学的な直観力を養うには、自然に浸ること、自然を全体としてありのままに観察し、それを頭に入れることが大切です。自然は、天地創造以来の長い時間をかけて行われた試行錯誤の結果として、合理的なものとして成り立っています。自然を観察することによって、合理的な感性、すなわち合理的直観力が養われます。

ビジネスにおける直観力

孫正義氏は、アメリカに留学したときに、ビジネスをやろうと思ったら、アメリカのやり方を取り入れないとだめだと直観的に判断しました。それは、カリフォルニア州において、新しいビジネスが生まれている事実を目撃したときに感じたものでした。彼は、最初の起業をアメリカで行いました。その後の孫氏は、アメリカでの起業のやり方を学びつつ、アメリカでの市場動向を見ながら、将来有望なビジネスの領域がどこにあるかを直観的に判断したものと思われます。経営者はビジネスを成功させたいと思ったら、現在は市場が小さいが、将来大きく伸びる分野を見つけなければいけません。孫氏は、そうした情報を得るために、自分の直観で判断するだけでなく、キーパーソンを見つけ、その人に直接会いに行き、直接質問することによって、自分の判断を確かめました。

直観と類推

直観は誰にでも備わっている能力ですが、より深く鋭い直観を得るためには、普段から広い知識と問題意識を持ち、いろんなことに疑問を持って、深い思考をする習慣が必要です。問題意識を持ち続ける中で、洞察力や類推力が働き、その結果、新しいアイデアが直観的に出てきます。ダンロップ氏が乗り心地の良いゴムのタイヤを考えていたとき、公園でゴムボールが飛んでくると、類推力を働かせて、直観的にゴムでできた空気入りタイヤを思いついたといわれています。

直観力と努力

発明や発見の最初の段階は直観です。エジソン氏は直観力が優れた人でした。しかし、直観を得ても物事が一気にうまく進むわけではありません。直観力はある課題の解決に非常な努力を重ねた後に、ふとしたことから、自分ではわからない潜在意識から突然頭に浮かんでくるものです。また、直観によって得られたアイデアを実行に移すときに、次から次へと難題が発生します。それを多くの努力によって克服することなしに発明は実現しません。エジソン氏が「天才とは1%の閃きと99%の努力の結果である」と語ったのはそのことを表しています。

4 固定概念や常識を疑ってみる

知的蓄積を持つことによる常識の相対化

人のマネをし、情報ややり方を手に入れることは、必要なプロセスですが、それだけでは解決できない問題が必ずあります。その場合は、問題意識を持ち続ける中で、常識を疑ってみることも必要です。しかし、それは何でも疑えばよいということではありません。創造的に考えられるようになるには、物事を相対化できる知的蓄積が必要です。知的能力を高めるためには、インプットされた情報をいかに効率的に蓄積し、自由自在に活用するかが求められます。そのためには、まず知的生産に役立つための知的蓄積の厚みを増す必要があります。厚い知的蓄積を持つと、目の前の常識を相対化できます。一般に、常識とは絶対的なものだと考えられています。誰にとっても疑いようがないからこそ常識になっているわけで、人それぞれが判断してよいということになれば、それは常識ではないことになります。この「絶対的で動かしがたい常識」を、厚い知的蓄積を持つことで相対化できます。創造力は、これまでの常識を相対化し、疑うところから生まれています。一方、すべての常識を疑っていたら日常生活は成り立ちません。

疑ってよい常識

どうして朝になると自然に目が覚めるのだろう、どうして男女の比率がほぼ半々なのだろうなど、こんなことを考えていたら哲学者にはなれるかもしれませんが、日常生活は成り立ちません。この問題で重要なのは、すべての常識を疑うことではなく、「そのままにしておく常識」と「疑うべき常識」を見極める力を持つことです。そしてこの力を与えてくれるのが「厚い知的蓄積」なのです。常識を疑うことを含めて、疑問を持ち続けていれば、ふっと何かのアイデアが浮かぶ場合があります。常識に縛られていると、そのような閃きは出てきません。

航空機事故統計と常識

過去の航空機事故統計では、機長自身が操縦桿を握っているときの方が、はるかに墜落事故が起こりやすく、私たちの常識とは違っています。通常、旅客機では機長と副操縦士が職務を分担して飛行します。もちろん、操縦技術や状況判断能力の面で機長の方が副操縦士より格段に優れていますが、事故の理由は、機長が操縦桿を握っているときには、副操縦士が意思決定に参加しなくなるからです。操縦室内で、より質の高い意思決定のために、お互いの行動や判断に対してお互いがチェックし、そこに問題があるようなら異議を唱えるようになっています。副操縦士が操縦桿を握っている場合、機長が副操縦士の行動や判断に対して問題を指摘することは自然にできます。しかし、機長が操縦桿を握っている際、目下である副操縦士は機長の判断に対して異議を唱えることがどうしても遠慮がちになります。

その結果、2人体制のチェック機能が働かなくなることが事故の原因とされています。この場合は、操縦能力と航空機事故との関連の常識を疑い、別の要素を加味する考え方が必要になってきます。その際、頭の良い機長であれば「私の操縦に問題を感じたら遠慮なく言ってくれよ」と副操縦士に声を掛けるだろうと思われます。人間の能力は絶対ではなく、いつも誤りを犯す可能性のある存在であることを自覚し、自分のメンツよりも、飛行機の安全をより重視した考えの方がより賢いと思われます。

新しい発見と常識

19世紀には、自転車や馬車にタイヤが使われていましたが、そのタイヤにはゴムの塊が使われていました。そのためクッション性が悪く、乗り心地が悪いものでした。また、速く走ることができませんでした。発明家のダンロップ氏は乗り心地と走る速さを改善できないかと考える中で、「タイヤとはゴムの塊でできているものだ」との当時の常識を疑い、空気入りのタイヤを思いつきました。それを思いつくきっかけは、公園で遊んでいた子どもたちのボール遊びでした。

また、ニュートン氏はリンゴが落ちるのを見て万有引力の法則を発見しました。「リンゴが地上に落ちるのは当たり前ではないか」と思っていては、そのような着想を思いつくことはありませんでした。コペルニクス氏は地球中心説（天動説）を疑うことによって地動説を唱え、天体の動きを説明しました。こうした発見は、自然界の法則について問題意識を深め、それを極める中で、常識を疑うことも可能になった結果です。

5 創造力と閃きを育成する

創造力を発揮するための条件

ある脳科学者によると、創造力を発揮した数多くの事例を検討してみた結果、創造力を発揮するための定型的な条件は見つからなかったといいます。このことは、どんな人にでも創造力のある事柄を成し遂げる潜在的な能力があることを意味します。創造力はすべての人にとって、日常レベルの事柄から科学、技術、芸術、ビジネスに至るまで、なし得る能力です。日常的にあらゆることに関心を抱き、自分の頭で考える習慣を持っていれば、誰でも創造力を発揮できるはずです。

しかし、常識の枠にとらわれていたら、創造力の発揮はおぼつきません。新しい着想を思いつくには、自己のとらわれた考えや立場を捨て、他者の立場に立ったり、対象物になりきったりして、問題全体を実感するように努めることが求められます。疑問や問題を感じ続けていれば、あるときふっと新しい考えが閃くことがあります。

創造力の5つの段階

創造力は、準備期、孵卵期、気づき期、洞察期、検証期の5つの段階があります。準備期には、外界から問題や矛盾した事実が与えられ、個人の内部には矛盾を何とかしたいという気持ちが起きます。孵卵期は、気づきに至るまでの潜伏期間で、実態がよくわかっていません。着想が浮かんでは壊しを繰り返しているものと考えられます。この時期の心は楽しいというよりは不安定で、挫折しそうになることもあります。あきらめないためには、強い情熱や目標達成への動機が必要です。気づきの時期は、何かの手掛かりをつかんだ瞬間です。洞察期の時期は、これまでのモヤモヤした過程が一気に意識化される時期です。検証期では、科学的な発見であれば、論理や実験などでの検証、芸術の分野では思いついたものを形にする時期です。しかし、検証の結果が思わしくなく、再び振出しに戻る場合もあります。

閃きのパターン

閃きのパターンには、気分転換型、夢型、きっかけ型の3つがあるといわれています。気分転換型は、アルキメデスがお風呂に入っているときに思いついたように、一生懸命考えている途中に一時中断して別のことをしている間に閃くタイプです。夢型はケクレがベンゼンの構造を夢の中で思いついたように、いろいろ考えているうちに眠り込んでしまい、夢の中で閃くタイプです。きっかけ型は、ダンロップが子どもたちがボール遊びに興じているのを見ているときに空気入りのタイヤを思いついたように、一生懸命考えている最中に他の人が当たり前にやっていることを見聞きして閃くタイプです。いずれの場合も共通しているのは、問題を考え続けてあと1点が解決すればという集中力が高まった時期に、その集中を一時的に中止している間に何らかのきっかけで閃きが実現している点です。

創造力の脳内機構

創造力には脳内のいろいろな機能が関与します。脳内のネットワークは多くの機能単位に分かれているので、互いに関係性を持っていない情報が多く、関係性がない場合は私たちの意識には上りません。創造力の発揮には、さまざまなことを派生的に想像する発散的な思考が求められ、そこから意識化されていない情報が取り出されます。発散的な思考には、脳の基本的ネットワークと呼ばれるぼんやりしているときに働くネットワークが主に活動します。一方、執行系ネットワークは、新たな概念を作り出したり、目標までの道筋を計画したり、言語を使って推論したり、収束的な思考のときに活動します。創造力の発揮には、基本的ネットワークと執行系ネットワークの両方が共同して働くことがわかっています。基本的ネットワークは発散的思考を、執行系ネットワークは収束的思考を主に担っています。創造的な思考をしているときは、発散的思考と収束的思考の両方が働いていて、脳内での両者の連絡が密になっています。そのとき、発散的思考と収束的思考とがシーソーのように、一方が優勢だと他方が劣勢になるように互いに入れ替わっています。閃きのパターンには、気分転換型、夢型、きっかけ型の3つがありますが、いずれの場合も、問題が非常に煮詰まっていて、収束的思考がずっと続いた後で、ふっと発散的思考が優勢になったときに閃きが実現されます。

閃きを得る方法

閃きは、「集中と拡散」および「動と静」の変化のときに現われます。閃きはじっと考えているだけではだめです。「集中と拡散」および「動と静」が必要です。自分自身で考え、その考えを発展させて周囲を見渡してみます。他人の報告や資料の内容を、自らの興味や疑問に照らして考えます。こういう姿勢が新しいアイデアを発想するための素地となっています。エジソン氏が発明に関わった道筋をたどってみると、多種多様な分野に関連しているように見えますが、それぞれの発明は、細い糸で結ばれています。それは、思考の糸とも呼べるもので、その糸は連続性を持っています。私たちは、閃きを思いついたら必ずメモをしておくことが必要です。閃いた瞬間は、泡ができたばかりのような状態で、すぐ壊れてしまうからです。

6 創造力を生み出す

近年、AI（人工知能）の利用が進み、ビジネスの世界では、ルーチンワーク的なものはもちろん、創造的な領域まで将来AIが行うようになると予想されています。そうなると、状況を読みながら、直観力、類推力、洞察力を働かせて、総合的な判断ができたり、より創造的な価値を生み出す人の力が求められてきます。では、どうしたらそのような創造力を生み出す人になることができるのでしょうか？

創造力が高い人というのは、頭の良い人について述べてきましたように、誰でも生まれつき創造力が備わっているわけではありません。アーティストなど、創造力が高いと評価されている有名人でさえ、最初は誰かのまねをしながら実力を身につけた人も多いと考えられます。したがって、どんな人にもそれぞれの個性があり、創造力を発揮できる可能性があると考えられます。

創造力を生み出すための心構え

では、創造力を得るためにどうしたらよいのか――それは、第2章で述べた「頭の良くなる方法」と同じ心構えで取り組むのがよいと考えられます。第一に考えるべきことは、前向きに取り組むということです。例えば、「新しい商品企画」というテーマが与えられたとしたら、自分はそれを必ず実現できるはずだと自分に言い聞かせます。そうすると、脳もその気になってくれます。半信半疑の気持ちでは、企画を実行する推進力が生まれません。したがって、頭の良い人は、創造力を生み出す能力も高いと考えられます。

情報の収集

次にやるべきことは、情報を集めることです。もし、取り組むべき問題が、新商品の開発というテーマであれば、既存商品、市場動向、商品のターゲット、新商品企画の失敗例や成功例などの事例調査などが調査の対象に入るでしょう。情報はただやみくもにたくさん集めればよいということはありません。あまり役に立たない情報も入っていると、集めた情報の中から本当に役立つものを選び出すのに手間がかかってしまいます。本当に役立つ情報は多いほどいいといえます。

情報の保存量を増やすには、記憶力を鍛えるのがよいと考えるかもしれません。実はそれよりも重要なことがあります。それは、メモを取る習慣です。人の脳は記憶したことを忘れてしまう性質があり、短期記憶であれば1分以内で忘れてしまいます。筆者は、重要と考えた情報は、パソコンのハードディスクに要点を出典と共に記録する習慣にしています。また、昼間に何らかの問題を一生懸命考えていると、夜中に目が覚めてその問題に関連する何かを考えつくことがあります。そういう内容は忘れやすいので、メモ用紙を用意しておいて、メモを取る習慣にしています。重要な情報は、記憶しておいた内容を必要に応じて編集してからアウトプットすると、それを受け取る人にとってわかりやすい情報になると考えられます。

創造力を生み出すための考え方

創造力を高めるには、洞察力、類推力、直観力を高めることが望ましいです。自分の好きなことや得意分野に限らず、日ごろから視野を広げて物事に触れる量を増やすことが大切です。

自分には関係ないと思っていたことでも、思わぬところから新たな発見をすることもあります。そして、徹底的に考え抜く思考習慣を身につけることが大切です。
次に、思考方法を変えることにも意識を向けてみます。固定概念にとらわれたまま、物事や他人をこれまでどおりの尺度で見ていると、新たな発想は生まれてきません。物事には多面性があるため、常にいろいろな可能性を考えるなど、思考を柔軟にしておくことで発想の幅が広がります。思考方法を変えてみることで、新たな発見やインスピレーションを得られやすくなります。

アイデアを出す

情報の収集を行ってみて、それがすぐに新しいアイデアを思いつくことはあまりないでしょう。それで、調査対象の中で、自分がマネできるものはできるだけ取り入れることを考えます。そうすると、あとこういう機能が追加できたら良いのにとか、こういう問題点が解決できたら良いとか、いろいろ考えが出てきます。そのような要求性能や問題点について自分なりに整理します。そして、考えるべき点をしっかり頭に叩き込んだうえで、自由に考える時間を確保します。そのとき、考える範囲を広げ、常識にとらわれないで、洞察力、類推力、直観力を働かせて考えると、新たな疑問が発生したりします。それらの疑問については、あらゆる情報源を用いて徹底的に調べます。そういう思考と新たな疑問の繰り返しの中で、新しいアイデアが生まれます。その過程で、ときどき散歩するとか、気分転換できることを考えます。すると、思わぬ形でアイデアが出てくることもあります。さらに、アイデアの創出のためには、自分の業界だけでなく、異業種の例を調べる、常識にとらわれないなどの態度で臨みます。

アイデアを発想するには、2つの作業が必要です。1つは、「創造のためのイメージ」を頭に描くことです。もう1つは、そのイメージを具体化するための工夫、仕掛け、デザイン、完成イメージなどを考え出すことです。これは、具体的なモデルの作成です。図解することは、自らの理解を深め、いままでのアイデアの欠点を浮かび上がらせ、アイデアを発展させてくれ、想像の領域を広げてくれます。そして、創造のためのイメージに沿った具体的な工夫を現場的に視覚的に変化させたり、変形したりする中で、新商品や発明発見に結び付くことが多くあります。よく観察するには、相違や類似をよく見る、時々の変化に気を付けて見る、表面的に物事を見ない、類推、想像力を働かせることが必要です。

アイデアを実現するための工夫と執念

創造力が豊かな人は、アイデアを実現する過程で、どんなに困難な問題に直面しても、「解決できない問題はない」という態度で問題に取り組みます。

発明家のエジソン氏は素晴らしいアイデアを思いついても、実際にやってみたら困難に直面し、それが片付いても、別の問題が持ち上がることを経験しました。そのようなことは、彼にとっては想定の範囲内で、挫折を挫折と受け止めず、新たなことに挑戦することによって、最後には成功を勝ち取りました。創造力のある人は、アイデアの実行段階において、失敗を失敗と考えず、それを1つの経験と捉えて、それを乗り越えるための挑戦ができる人です。

第5章

仕事における頭の良さ

仕事における頭の良さは、問題解決能力という形で発揮されます。頭の良い人は、豊富な知識と思考力、判断力、共感能力をあわせ持っているので、仕事の現場で出てきた問題に関して、速やかに問題の本質を見抜き、解決策を見つけたり、新しい可能性を見いだしたり、新しい業務を考案することができます。実行に当たっては、周囲の人たちの協力を得ることができ、皆をリードすることができます。ただ、仕事をするに当たって、すぐに頭の良さを発揮できる人はまれです。この章では、仕事における頭の良さを発揮するためにどのような課題があり、それを克服するにはどうしたらよいかを考えます。

1 就職に備える

　ここでは、大学生がどのように就職に備えたらよいかを考えます。大学生は入学することによって解放感を味わい、自分で決めることが多くなって、大人の世界の入り口に立った気分になります。友達を作り、よく遊び、青春を謳歌します。このような期間が長く続いてくれればよいと思いますが、現実はそういきません。3年生になると就職のことを考えねばならず、人によっては大学院への進学も選択肢のうちに入ってきて、将来の進路のことを考える必要に迫られます。

　近年は、「自分がどのような職業に就いたらよいかわからない」「仕事がきつい職業は嫌だ」「職が見つからなければとりあえずフリーターをしよう」と考える学生が多いようです。しかしフリーターをしても、その先の見通しが開けるよりは、より厳しい選択を迫られる場合が多いのが実情です。いまの社会のシステムは新卒に期待しているようにできているし、新卒が就職に有利になっています。大学院への進学も進路の決定を先延ばしするために行う人がいますが、そのような気持ちでは大学院での勉学と研究の成果はあまり得られないでしょう。進路決定に当たって、「いまさえよければ」と言っておれません。早くから自分探しを始め、進路についてあらかじめよく考えておくことが必要です。就職試験は、大学生が社会と接する最初の機会で、厳しい現実は大学生が成熟する良いチャンスでもあります。

企業が学生に求める資質

高度成長時代の日本の企業は、そこそこの能力のある学生ならとりあえず入社させて、数年間業務をやらせている間に育てる余裕がありました。最近は、世界における日本の地盤沈下が各所に見られ、経済成長が鈍化停滞し、環境変化も大きいことから、入社したらなるべく早く業務の現場に送り込み、ＯＪＴといってなるべく早く即戦力にしようという姿勢が多くみられます。

そのような事情から、企業が学生に求める資質として、厳しい環境にも耐えられる体力と精神力、自分で考え行動できる自立心、仕事に対する改善提案や新しい仕事に挑戦する意欲、他人と協調していけるコミュニケーション能力、人をリードするリーダーシップ能力などが求められます。これらの能力は、大学入学までの生き方や入学後のクラスやサークル活動、アルバイトなどでの経験などで培っておくべきもので、急に何とかなるものではありません。就職に当たって、いままでの人生そのものが問われていると思った方がよいと思われます。

面接試験に備える

就職活動は、内定の獲得までの厳しい試練であると同時に、いままで知らなかった実業の世界を垣間見、日ごとに変わっていく自分自身を発見する機会でもあります。就職活動によって人間として成長するチャンスと捉えることもできます。

公務員、教員、一般企業など、就職試験ではいずれも面接を重視しています。その人の人柄や社会性など仕事に適した人物かどうかを判断するには、直接本人に会ってみないとわからないからです。採用側が面接によって知りたい点は、仕事に必要な資質をその学生が持っているかどうか、採用後にどんな活躍をしてくれる可能性があるか、将来どのような貢献をしてくれるかです。

面接に当たって、自分を買ってもらうためには、自分の強い部分を強調し、それが就職しようとする組織にとっていかに役立つ可能性があるかを、わずかな時間の間に要領よく伝えなければなりません。そのためには、自分自身をよく知る必要があります。自分の長所と短所は何か、それは具体的にどんな経験から出てきたのかなどを具体的にいえなければなりません。売れない学生は、根拠のない自信に満ちている人、受け答えがマニュアル的な人、自己中心的で一方的に話す人です。売れる学生は、就職したらやりたいことがはっきりしている人、行動力がある人、会話のキャッチボールができる人です。具体的な根拠を示しながら、自信のある態度で自己PRができる人は、特に印象が良くなります。

新入社員の定着率

近年、入社3年以内の離職者は、大学卒で33%、短大卒で43%、高校卒で40%、中学校卒で60%となっています。辞めていく人の多くは、この仕事は自分に合っていないことや人間関係を理由にします。それもあるとは思われますが、「会社とはこんなところだとは思わなかった」というのが本音だろうと思われます。社会に対する認識が甘いまま卒業し、現実の厳しさに対応できなくなったところがあると考えられます。

頭の良い人は、就職活動に入る前から自分に自信が持てるような体験をしてきています。自分の将来の目標を持って生きてきているため、就職先の選択も一貫しているので、内定を得られやすく、就職してからの定着も良いと考えられます。

2 仕事を楽しくやる

仕事を楽しんでいる人の例

脳科学者の中野信子氏は著書『世界の頭のいい人がやっていることを1冊にまとめてみた』の中で、フランスの国立研究所に勤務しているフランス人のDさんのことを紹介しています。Dさんは、ノーベル賞に一番近いといわれているそうですが、毎日遅くまで研究し、勉強し、研究予算を確保し、部下を統率し、毎年数多くの論文を書いています。とても大変だと思われるのですが、仕事がとても楽しそうだといいます。

Dさんは脳の画像を眺めることと、研究成果をプレゼンテーションすることは大好きですが、実験の細かい部分を詳細に詰めることや、主張の激しい部下の扱いは苦手のようでした。彼は、実験の細かい部分を詳細に詰める苦手な部分を克服するために、それが得意な日本人やドイツ人のようになりきることで克服しました。すると、細かい作業まで得意になり、楽しく仕事ができるようになったといいます。それで、自宅に和室や日本庭園まで作っているとのことです。

Dさんはまた、楽しくない仕事を楽しく変える名人だそうです。Dさんは自分の苦手な部分を他人に振るのがとても上手です。その一番のこつは上手に人をほめることです。ほめられた人は悪い気はしないので、進んでやってくれます。Dさんは、それだけでなく、してくれたことをきちんと覚えていて、レストランに連れていったりして、それに報いています。研究好きなDさんは、研究に少しでも役立つことは、前向きに楽しみながら取り組んでいきます。いつも仕事が楽しそうにやる人は、仕事を楽しくする工夫をしている人といってもよいでしょう。

仕事を楽しくやるいろんなタイプ

仕事を楽しくやるために、人によっていろんなタイプがあります。人によって仕事の中に見つける楽しみの内容が違っているように思われます。以下に紹介するエジソン氏、山中伸弥氏、日野原重明氏は、いずれも「仕事が楽しい」と感じられるような生活でしたが、それぞれ中身が違っていました。

エジソン氏は、数多くの発明をしましたが、発明のプロセスそのものに喜びを感じていたように思われます。それは、仕事に1日15時間もかけていたことからもうかがえます。「その仕事が完成したら人びとの生活が良くなる」ことを信じ、その完成を目指しました。その仕事に意義を感じられることが、仕事を楽しくさせました。エジソン氏のように、目標が大きいことが、仕事を楽しくする1つの要素です。

山中伸弥氏は、iPS細胞を再生医療に役立てることは、人々を病気の苦しみから解放することにつながる大きな意味のあることとして、仕事に打ち込んでいます。山中氏の場合は、ただ研究を一生懸命やるだけでなく、日々ジョギングを行い、マラソンの完走を研究所の寄付の条件にするなど、研究以外のことも、広い意味での仕事と位置づけ、生き方全体を通して楽しくする方法を考えているように思います。

日野原重明氏は、100歳を過ぎても、現役の医師として、本の執筆や講演を通して、日々仕事を楽しんでいるようでした。特に、小学校での「いのちの授業」では、サッカーのボールを子どもに蹴らせてキーパー役をやるなど、仕事とも遊びとも区別がつかないようなやり方で楽しんでいるように見えました。子どもたちは、目が輝いて、楽しみながら、いのちの大切さを感じているようでした。日野原氏は、100歳を過ぎても、会合を掛け持ちし、電車の待ち時間に原稿を書いたり、分刻みの時間の使い方をしていました。それを支えていたのが、仕事を楽しみながらやることです。日野原氏に感じるのは、生きることそのものが楽しみであるような生き方をしていたことです。

３　部下を育て協力して働く

上司の役割

上司は管理するだけでは失格で、自立したやる気のある部下は育ちません。中には上司から指示されるのを待って、言われたとおりにしか動かない部下もいます。上司はそんな部下でも、レベルアップして仕事ができる人に育てなければなりません。また、嫌な仕事はなるべくならばやりたくないと身構えている部下もいます。どんな人でも、内面では自分のやりたい仕事をやりたい、やりたくない仕事はやりたくないと思っています。

上司は、部下が取り組んでいる仕事の中に、その人のやりたいことを見つけ出し、そこに力を注がせるように誘導します。そのためには、その人をよく観察し、うまくコミュニケーションを取らねばなりません。コミュニケーションの基本は「聞くこと」です。人は自分の話が聞かれているときに安心感を覚えます。上司が「聞くこと」を実行している職場には安心感が生まれます。次に、上司に必要なのは、部下を信頼して任せる姿勢です。部下は信頼されていると思うと、信頼に応えたいという気持ちになります。信頼してより多くを求め、部下が成果を挙げる仕組みを構築し、部下の成長をサポートすることです。そうすると、やる気が育ちやすい環境が実現します。そして、仕事がうまくいったときにはタイミングよくほめます。ほめられた人は、やりがいを感じて、さらに仕事に励むようになります。

社員の生きがいを育てる

生活のために仕方がないから働くのではなく、仕事を通して生きがいを感じられるような生き方をしたいものです。企業で働く人は労働の対価として給料を受け取っていますが、働くことの精神的な満足度を上げることに関しては、経営側から積極的な働きかけがないのが普通です。

クロリン化成会長の栗原清一氏は、著書『社員がいきいき働く会社』において、生きがいの形成を経営理念の柱の1つに掲げています。その経営理念5カ条では、次のように表現しています。

① 知恵と工夫から価値を創生する企業
② 複合フィルムの可能性を切り開く企業
③ 協働を通して、社員の職能と人格が共に秀でていく企業
④ 心の豊かさが、モノの豊かさをも生み出していく企業
⑤ 製品、サービス、企業文化で、社会に貢献する企業

クロリン化成は、新製品を開発することによって売り上げを伸ばすとともに、従業員の業務を通した生きがいの形成を目指しています。栗原氏は、価値創生を従業員の自発的なチームワーク活動によって実現させて会社に貢献するとともに、個人としても精神的な充実感も得られているとしています。そのことを制度面で保証するために、昇進のチャレンジ制度、職務能力給の拡充、職務能力向上のための独自の資格制度、1時間単位の有給休暇、パート社員の社会保険料補助、早期復職支援手当などを設けています。そして、価値創生を通した社員の生き

がいの形成という企業文化をあらゆる面で推進しています。

クロリン化成は女性が活躍している会社としてもその名が知られています。2016年には、大阪市が認証する「大阪市女性活躍リーディングカンパニー」で最優秀賞を受賞しています。それは、短時間勤務、在宅勤務、早期復職制度などの育児支援制度、パート社員の130万円の壁を取り払うための時給上乗せ制度などが機能しているためと思われます。このような企業が増えていけば、職業を通して得られる満足度が増え、社会的な活性化にもなると期待されます。

協力して働く

会社で仕事の成果を挙げるには個々人の能力が必要ですが、より大きな成果を出すには、周囲の人と協力して働く、「協働する力」が欠かせません。協働する力の高い人が集まる組織は、個々人の力の総量よりもさらに大きな成果を挙げることが可能です。

協働する力を発揮した実践例

クロリン化成会長の栗原清一氏は、著書『協働する力』の中で、従来の縦割りの業務分担からは考えられない、協働する力の成果を紹介しています。

従来は、「製品開発は技術開発部門、販売は営業部門」という縦割りで業務を行っていました。ところが画期的な新製品である防臭袋BOSの製品開発に関しては、商品企画や開発の当初から営業部門や関連事業部門の女性たちが深く関与し、さまざまなアイディアを出したとのことです。この防臭袋を赤ちゃんのおむつ処理やワンちゃんのウンチ処理に活用できないかと事務部門や技術部門の女性社員が提案し、フィルムの性能や加工方法、パッケージの方法やデザインなどが改良されていきました。そして、従来は企業向けに食品、医薬品、工業製品などに販売していた包装用フィルムを、一般消費者に直接販売する商品として販売することができました。

どのように協働する力を高めるか

栗原氏は、互いに対等の立場で話し合って、問題についてチームで取り組み、ともに成長しながら問題を解決する方法を提示しています。その背景には、クロリン化成の昇進のためのチャレンジ制度や独自の社内資格制度が機能していることがあると考えられます。そういう企業風土の中で、職務上の地位や先輩後輩の垣根を越えて、対等の立場で互いに率直に話し合い、上位下達の企業風土では得られない結果が得られたとしています。そして、「専門スキル」と「協働する力」の掛け算が仕事をする力になり、「専門スキル」の総和よりもはるかに大きな効果を生むとしています。そして、そのような仕事をする能力を引き出すための、経営者の姿勢、リーダーの役割、各メンバーの役割などが緻密に検討され、工夫されています。それには、各メンバーの共感能力が基礎としてあり、それがお互いに納得のうえで仕事をする力となり、チームとしての協力関係が引き出されることによって、成果を出す結果となっています。そして、その過程を通して各社員が成長することが意図されています。

このような協働する力を用いたチーム力の発揮には、一企業だけでなく、企業連合体、スポーツチーム、オーケストラ、劇団、公務員組織、NPO法人、イベント開催組織などあらゆる団体や組織に必要なものだと思われます。

4 時には転職する

同じ会社でずっと働く人、転職する人

初めに就職した職場で40年もずっと働き続ける人がいます。その40年間をずっと平穏に過ごすことができたという人はまずいないだろうと思われます。会社の向いている方向と自分がやりたい業務の方向や、上司との相性が合っていて、順調に会社生活が送れる時期もあります。しかし、思ったよりも給料の伸びが悪かったり、上司との関係がうまくいかなかったり、会社の方針が変わって自分のやりたい業務が縮小されたり、望まぬところに移動や転勤をさせられたりすることもしばしばです。そんなときは、誰でもこのまま我慢してこの会社に居続けるべ

きか、それとも思い切って転職を考えるべきか悩むでしょう。

多くの場合は会社に居続けることを選択します。それは、1つには、日本のシステムが、転職が不利になるようにできているからです。転職によって年収が増えることは滅多になく、減る場合の方が多いです。日本では、退職金が勤続年数によって加速度的に加算されるのが一般的で、途中入社の場合は明らかに不利になります。もう1つ、転職する人が不利な点は、社内の人脈づくりをする機会が乏しいことです。社内の人脈は直接業務に役立つこともありますが、業務に関係なくても社内の人脈を通して社内のいろいろな情報を得ることができ、精神的な支えにもなります。そんな不利を承知のうえで、なおかつ転職を決断する人もいます。

一方、アメリカの制度では、転職は受け入れ企業がその人の能力を高く評価する場合に成立するので、転職するごとに年収が増えていきます。そのため、優秀な人は転職を繰り返すことが多いようです。

筆者の転職経験

実は、筆者は企業から大学へ、大学から企業へ、企業から大学へと3回も転職した経験があります。ここでは、ブリヂストンから名古屋大学への転職について記します。

大学院の修士課程に在学しているときに、研究室の先輩からブリヂストンの研究所を見学に来ないかとの誘いを受けました。見学に行ったところ、立派な研究設備がたくさん並んでいて、ここだったら思う存分研究ができると判断して、入社を決意しました。入社して中央研究所研究開発部のある次長のところに配属になりました。その部署は、タイヤ材料などの基礎的な物性を研究するところで、新ゴムの評価、配合剤の評価研究などをやっていました。修士論文の研究では固体表面反応をやっていましたので、ゴムの研究はとても新鮮でやりがいがありました。

研究部に入ってから1年余りで、上司の次長はタイヤ材料部の部長になって転出しました。当時、材料部と研究部は仲が悪く、材料部では、「あいつらは役に立たない研究ばかりやっている」と言っていましたし、研究部では材料部のことを「あいつらは経験主義で進歩がない」と言う具合でした。材料部では研究部から部長が来て、てんやわんやの騒ぎになりました。材料部長が係長クラスの人を毎日のように呼び出して、「その仕事のやり方は何だ」とばっちりと絞ったらしいです。そのうち、材料部長は、研究部から材料部に人を移動し始めました。その第1号として移動させられたのが筆者でした。当時開発が急務となっていた実用タイヤの配合決定の仕事を任されました。やりがいはあったのですが、基礎物性の研究を積み上げて開発する余裕がありませんでした。それで、研究部が批判するような「経験と勘」に基づく仕事にならざるを得ない部分がありました。緊急的な配合の決定という意味では成果を挙げることができましたが、自分の能力では短期間に基礎物性を積み上げて実用タイヤの配合開発を行う自信がありませんでした。それで、転職への道を模索することになります。余談ですが、その材料部長は、かなり後になって技術部門を統括する副社長になりました。相変わらず、取締役を通り越して各部長を呼びつけて指示を出す個性の強い人でした。

当時の筆者は、「会社員の良いところは辞める自由があるところだ。でもその自由はよほどのことがない限り使うべきではない」と思い、人にも言っていました。「辞めるべきか、辞めざるべきか」ずいぶん考えましたがなかなか結論が出ませんでした。たまたま広島で高分子学会があり、その帰りに宮島に立ち寄りました。景色の良いところで時間を過ごし、夕日が沈むのを眺めていたら、「辞めたい！」という思いがふつふつと湧いてきました。それで、会社を辞めて、名古屋大学工学部に助手として勤務することになりました。入社後3年半、結婚して半年後の出来事でした。

[5] 危機対応力が高い

エリートコースの人でも危機がある

　学歴が高くて知識が豊富で、理解力も優れている人は、エリートコースを歩むタイプです。そんな人でも仕事で失敗したり、上司との関係がうまくいかず、挫折することもあります。エリートコースを歩んできた人ほど、それを外れてしまった自分が認められず、同期の人が先に昇進しただけで敗北感に襲われてしまいます。

　そんなときは、世間でいわれている「こうあるべき自分」と「実際の自分」との違いに悩んでいることが多いものです。そんなときは、「自分はどういう人間なのか」を考えてみるのがひとつの方法です。そのため、自分史を書いてみるのもよいでしょう。そうして考えてみると、世の中でいわれている価値観を自分に押し付けていることに気が付くこともあります。そうではなくて、自分の特長は別のところにあるかもしれません。まずはありのままの自分を受け入れてみることが新しい出発になることがあります。また、今までの人間関係が仕事関係だけの固定的な関係だけになっていないか考えてみるのもひとつの方法です。仕事以外の人たちと緩いつながりを持つことで、発想の転換が自然にできるようになることもあります。

人生は一直線だけではありません。道は曲がりくねり、山あり谷ありで、時には障害物が道をふさいでいることもあります。長い人生の中で必ずどこかで困った事態、危機的な状況が発生します。そこで、その人は危機を乗り越えることができるかどうかが問われます。危機対応力を持つには、まず自己をよく知り、環境の変化、危機の内容をよく知ったうえで、複数の対応策の吟味を進め、決断する必要があります。

危機的状況をどう乗り切るか

経済が好調になりつつあるときは、どの企業もこれを成長のチャンスと捉えて新規採用の人数を増やします。大企業は人材を獲得しやすいですが、中小企業では、新入社員の採用がままなりません。新規採用ができないと、受注増によって生産量を増やしたいのに人手が足りない事態となります。Ａ社の社長は、特に対策をしなかったために、新規採用できなかった分の仕事を別の部署からの応援でしのいだだけで、受注増に対応できませんでした。Ｂ社の社長は、アルバイトの募集、他部署の社員の配置転換、業務の効率化などで、ある程度受注増に対応できました。Ｃ社の社長は、この危機をチャンスと捉え、社内の体制の改革に乗り出しました。社員募集のための広報部門を新設し、社員募集ばかりでなく、会社のＰＲを強化しました。さらに、社内の生産体制および管理体制を見直し、業務の自動化、ＩＴ化によって受注増に対応できただけでなく、全社的な生産性の向上を実現し、会社の知名度も向上しました。ここに、Ｃ社の社長の頭の良さによる危機対応力の高さを見ることができます。危機を乗り越えたという経験がさらなる危機対応力を生み出し、その人のさらなる頭の良さにつながります。

6 長期ビジョンを持つ

頭の良い人は、人生のテーマを持ち、長期のビジョンを持っている人が多いです。ここでは、渋沢栄一氏、山中伸弥氏、孫正義氏がどのようにして長期ビジョンを持つに至り、その人生をどのように生きたかを紹介します。

渋沢栄一氏の「国のため、民のため」

幕末から昭和初期にかけて活躍した渋沢栄一氏（1840-1931年）も人生のテーマと長期ビジョンを持った1人です。渋沢氏は近代日本資本主義の父と呼ばれ、2024年度発行の新一万円札の肖像に登場する予定です。渋沢氏は江戸時代後期に農家の家柄に生まれました。青年時代は尊王攘夷の思想に触れ、攘夷の実行も考えましたが、結果として一橋家に仕え幕臣となりました。将軍慶喜の弟の付き添い役として万国博覧会が開催されたパリに赴きましたが、フランスの国家制度や人びとの暮らし方に目を見張りました。そして、日本でも民も国も豊かにする合本制度（今日の株式会社に相当）を取り入れなければならないとの思いを持って帰国しました。帰国後、大蔵省に入ることになり、大蔵省の改革に力を発揮し、廃藩置県の断行を財政政策面で支えました。

その後、渋沢氏は、大蔵省を辞職し、民間人となりました。そこで取り組んだのが、パリ滞在のときに考えた合本制度による産業の育成でした。それにより、外国列強に負けない国家を作るとともに、民を豊かにすることができると考えました。最初に取り組んだのが、日本で最初となる第一国立銀行を設立することでした。そして、いろいろな産業を育成するために、合本制度による会社組織を次々に設立しました。ここで、渋沢氏が目指したのは、三菱財閥の基を作った岩崎弥太郎氏らと違って、会社組織を自分の利益とはしなかったことです。

渋沢氏が目指した自分の利益ではなく「民のため」という考えは、生活困窮者救済事業である養育院の運営に終生関わったことからもうかがえます。また、西南戦争の傷病兵を敵味方なく救護する目的の博愛社（後の日本赤十字社）の創設、東京慈恵医院の運営にも関わっています。また、1923年に発生した関東大震災に際し、政府や東京市に臨時対応を献策し、自ら被災者に供給するための食糧を自費で近県から取り寄せ配給を行いました。そして、罹災者収容、炊き出し、災害情報板設置、臨時病院確保等の対策を実行しました。また、救済事業資金調達のため、大震災善後会を結成し、義援金集めにも奔走し、渋沢氏と交流のあったアメリカの実業家からも多くの義援金が寄せられました。

渋沢氏が活躍した後半生は、日本が日清戦争、日露戦争に勝利し、軍国主義が台頭した時期でもありました。渋沢氏は、戦争は「国のため、民のため」にはならないと主張し、あくまで平和的な事業を推進することを貫きました。

山中伸弥氏における再生医療への道

2012年のノーベル生理学・医学賞を受賞した京都大学iPS細胞研究所の山中伸弥氏は、iPS細胞を再生医療に応用することを生涯のテーマとしています。iPS細胞は人類が追い求めてきた「生命とは何か」という根源的な謎に迫るものでありますが、それが再生医療に応用できなければ、受賞の価値は期待外れになると山中氏自身が語っています。

これまでの医学は、病気になると、その患部を何とか治そうとしてきました。しかし、再生医療は、悪くなった組織や臓器をｉＰＳ細胞などの万能細胞から作り出した臓器で置き換えることによって治してしまえばよいという考え方です。これは、治療方法がない難病分野では特に期待されています。

ｉＰＳ細胞から、目、神経、心臓、血液、肝臓、膵臓、骨などの細胞を作る試みが行われています。理化学研究所のチームが世界で初めて、目の難病「加齢黄斑変性」の患者にｉＰＳ細胞から作った細胞を移植する手術を行いました。この手術では、患者自身のｉＰＳ細胞から作った目の組織が使われました。これは、オーダーメードの治療のため、時間も費用もかかります。そこで、ｉＰＳ細胞からあらかじめ組織や臓器の細胞を作っておき、病気やケガをした人に移植する研究が進められています。これは、誰か（他人）のｉＰＳ細胞から作った細胞を使うので「他家移植」と呼びます。現在、目の病気の治療や、事故などで損傷した脊髄の神経細胞の修復や、輸血用の血液不足を補うための血液を作る試みなど、他家移植の研究が進行しています。他家移植では、「拒絶反応」を起こさない工夫が必要です。

世の中には原因不明の病気が多くあります。その中には、生まれつき持った遺伝的な要因が隠れていることが少なくありません。神経細胞が死んでしまって正しく機能しなくなって起きる「神経変性疾患」と呼ばれる、ＡＬＳ（筋委縮性側索硬化症）、パーキンソン病、アルツハイマー病などがあります。これらの病気になった患者からｉＰＳ細胞を作り、神経細胞を作ってみると、病気の患者と同じような性質を持つ異常な神経細胞が作られます。この細胞に新薬の候補となる成分を作用させ、正常な人と同じような性質を持つことを確認すれば、病気の症状を改善する効果や副作用についても調べられます。このように、ｉＰＳ細胞を活用して新たな治療薬を創り出すことに注力しています。

山中氏は、ｉＰＳ細胞研究所において、このような再生医療が前進するような研究を行い、世界的な開発競争が進む中で、日本での開発をリードしています。

孫正義氏における人生50カ年計画

孫正義氏はソフトバンクグループの会長兼社長ですが、19歳のときに人生50カ年計画を立てた人として知られています。その計画は、20代で名乗りを上げ、30代で１０００億円の資金を貯め、40代で一勝負し、50代で事業を完成し、60代で次世代に継承するというものです。

孫正義氏は１９５７年に在日韓国人三世として佐賀県鳥栖市の朝鮮人集落で生まれ、幼少期を過ごしました。豚や羊と一緒に生活する、貧しく不衛生な場所でした。孫氏は、名門の久留米大学附設高校に入学しました。入学後に司馬遼太郎の小説「竜馬がゆく」を読み、大いに啓発されました。竜馬の脱藩に影響されて渡米を決意し、夏休みを利用して米国カリフォルニア州に語学研修のため短期留学しました。

１９７４年に、高校を中退し、サンフランシスコのセラモンテ高校2学年に編入学しました。その後飛び級して、高校卒業検定試験を受験しました。そのとき「この問題は日本語なら必ず解ける」と主張し、辞書の貸し出しと時間延長を試験官に申し出ました。試験官は、上司にあたる人に相談、さらにその上司に相談、最後は州知事にまで孫氏は電話で交渉して、辞書の貸し出しと時間延長を獲得しました。これは孫氏の交渉上手の一面を表しています。こうして孫氏はテストに合格し、翌１９７５年にホーリー・ネームズ・カレッジに入学しました。１９７７年には、カリフォルニア大学バークレー校経済学部の3学年に編入学しています。そして１９７９年、自分が開発した音声付き自動翻訳機をシャープに売り込んで得た資金1億円を元手に、米国でソフトウェア開発会社を設立しました。さらに、インベーダーゲーム機を日本から輸入し、米国で販売する会社を設立していますが、母親との約束を守って帰国します。

19歳のときの人生50カ年計画というのは、他人から見ると大ぼらのように思えますが、本人にとっては自分なりの自信があったようです。これからは、インターネットが普及し、デジタル産業が発展すると予見していました。１９８１年に福岡県大野城市に「日本ソフトバンク」

を設立し、代表取締役社長に就任しました。ところが、その2年後に重度の慢性肝炎であることがわかり、入退院を繰り返します。医師からは、最悪の場合はあと5～6年しか命が持たないかも知れないといわれていました。孫氏は自身の肝炎治療のために学術論文を収集し、読み続けました。そして、虎の門病院の熊田博光医師の論文に出会い、そのステロイド療法によって回復しました。彼は、自ら最良の治療法を見つけ、自分に適用したのです。しかも、闘病の期間中に大量の本を読んで、今後に備えていたといいます。

孫氏のビジネスにおける基本的な考え方は、「7割の成功率が予見できれば事業はやるべき。5割では低すぎ、9割では高すぎる」というものです。いくら先見の明があっても、世の中の3歩先を行ってしまうと事業は成り立たない、また、みんながやろうとしていることでは遅すぎる、ちょうど世の中の1歩先くらいのタイミングがいいといいます。

孫氏は、事業においては常にナンバーワンを目指しました。そして、それを実現していきました。その背景には、子どものころの父親の励ましがあったといいます。父からはいつもお前は一番になると言われていました。2番や3番になるときもありましたが、その度にお前は一番になると言われました。そう言われ続けて、前向きの気持ちを持ち努力しました。それにより一番になれると自信がつきます。そして、ビジネスにおいても常にナンバーワンを目指すことになりました。

孫氏の交渉力

孫氏のビジネスのやり方は、事業を前に進めるために、キーパーソンを見つけていきなり交渉するというものです。創業して間もない月商200万円のころで、大手企業から2000万円の注文を取りましたが、仕入れを行うためのお金がありませんでした。孫氏は、いきなり第一勧銀の麹町支店長に面会して一億円の融資を頼みました。ただし、担保はなし、実績も信用もない、保証人も立てたくない、何もないが、最優遇貸出金利で借りたいと申し出ます。当時の支店長は、24歳の若い経営者の申し出に思わず吹き出してしまったといいます。何もないが、情熱とこの分野の将来性を説く論理に説得性がありました。支店長は直観的にこれはいけると判断したといいます。そして、結果としてこの融資案件が認められましたが、孫氏は自分が手がけている事業に対して普段から考え抜いていたために、それを他人に対して情熱と説得力を持って語ることができたと思われます。

孫氏の交渉力は、交渉を取り巻く情報の的確な取得、普段からの事業に関する思考の深さと情熱、相手の人物を見抜く力、その交渉案件に応じた戦略など、「頭の良さ」を発揮して勝ち取ったと考えられます。

孫氏が設立したソフトバンクグループは株が上がり、2022年1月時点で時価総額が10位以内で、代表的な日本企業の1つになっています。では、孫氏は自分の利益追求だけを目指してきたのでしょうか？　これについては、東日本大震災後、100億円を寄付すると表明し、実行しています。また、2011年から引退するまでソフトバンクグループ代表として受け取る報酬の全額も、震災で両親を亡くした孤児の支援として寄付するとも発表しています。孫正義氏は人生50カ年計画を成功裏に達成しつつありますが、その後は、利他の方向にいくのかどうかを見守りたいと思います。

第6章

頭の良い人の生き方

1 ギブアンドテイクの生き方

自己中心と他者理解

最近の若者は自己中心的だといわれます。しかし、そういう人はいつの時代にもいました。人間あるいは人間の脳は自己中心にしか考えられないので、人間は自己中心的な存在だということができます。自己中心的な在り方を脱するには、まず自分自身の感情と他人の感情をよく理解することが必要です。人類の歴史の中で、家族や血縁集団の間で協力する必要が生じて、言葉などを介して自分や他人の感情を理解する脳の機能が発達しました。それが、ホモ・サピエンスを現在の地位にまで引き上げた要因の1つになっています。

ギブアンドテイクの成立条件

人の気持ちを汲む能力は学業成績とは関係ありませんが、社会で生きていくには必要不可欠です。人と人との関係を良好に保つには、お互いにある程度甘えるが過度には甘えない在り方が求められます。それは「ギブアンドテイク」の生き方です。人に何かをしてもらおうと思ったら、自分が他人にとってどの程度役に立つ人間であるかが問われます。人は自分にとって価値ある人のところに集まります。そのため、普段から自分の価値を高くするような努力をする必要があります。「彼に聞けば何でもよく知っている」「彼は親切な人だ」などと周囲から思われていたら生きていきやすくなります。しかし、特別な能力を持っていなくても「ギブアンドテイク」はできます。簡単なことでも人に何かをしてあげることを厭わなければ、「ギブアンドテイク」は成立します。人に何かをしてあげる場合は「貸し」の気持ちを持たない方が望ましいです。見返りを期待しないで人に何かをしてあげられる人は、得な性格を持った人です。そういう人は、見返りがなくてもそのことを気にしたり怒ったりすることもありません。

ところが、世の中は面白いもので、見返りを期待していなくても、思いがけない仕方で見返りを受けることもよくあります。そういう意味で、「ギブアンドテイク」は人と人をつなぐ絆であるとともに、その絆を強める役割をしています。夫婦や親子といえども、結局は「ギブアンドテイク」で成り立っている関係ともいえます。子どもなどに一方的に与えているように見えて、与えることで受け取るものも大きいと思うべきです。

3つのギブ

長い人生の中で、病気やけがなどで自分から与えるものが何もなく、してもらうばかりの立場になることもあります。そんなときは、ふがいない自分を嘆いていてもしょうがありません。素直にその事実を受け入れて、感謝するのが望ましい態度です。そのときは、「すみません」ではなくて、心から「ありがとう」といいたいものです。感謝することで、してくれた人を生かすことになります。自分が受ける一方でも「ギブアンドテイク」は成立するのです。

「ギブ」には3種類あります。1つは、価値ある自分が他人に何かをしてあげること、2つ目は、特別の価値はないが、他人に何かをしてあげること、3つ目は、自分は受ける一方ではあるが、それをしてくれる人に感謝することです。頭の良い人は、これら3種類のいずれの「ギブ」も場合に応じてできる人です。そのような人は共感能力があり、人間関係を円滑に保つ人です。

２　人と交流し柔軟に生きる

人は社会的な動物で、人との関わりの中で成長します。人との関わり方がうまくいかないと、学校でいじめにあったりします。近年は、「子どもの意識を持った大人」が増え、自分は子どもだと思っている大学生が増えているようです。若者にとって「内なる子ども」を克服し、友達をつくり、人と交流する楽しさを味わうことは大きな課題です。また、社会に出ると友達が作りにくく、人間関係で苦労することも増えてきます。

自分を認めること

現在の自分を認め、そこから出発することが、人生を楽しく有意義に過ごすために必要なことです。自分をだめだと思っていると、何をやってもうまくいきません。どうしたら現在の自分を認め、そこから出発することができるのでしょうか？　まずは、自分を見つめ、周囲を見回してみます。すると、他人も自分と同じように自分を認められず孤独な存在であることに気が付きます。すると気が楽になります。そして、孤独な自分、ありのままの自分を認めることに努めます。他人に良く思われようと自分を取り繕っていると、疲れてしまいます。構えないで、ありのままの自分を出せる人は、ありのままの他人を受け入れられます。他人との関係の中で自分の感情を出しているうちに、リアルな自分と向かい合うことができるようになります。どんな立派な人でも必ず何らかの問題を抱えています。自分の中にある欠点も含めて自分を認めることが、他人と交流する出発点になります。

学生時代における友達

もし読者が大学生であれば、友達の獲得は特に大切な事柄です。生涯つきあえる友達は、学生時代を除けばなかなか得にくいものです。社会に出てからでは、人間関係に利害が絡む場合が多いからです。クラス、サークルなどの集団の中に入っていくことが、友達を作る近道です。しかし、集団の中に入っていくことが苦手な人もいます。どうしたら集団の中に入っていけるのでしょうか？

1つは、孤独を苦にしないことです。すべての人は1人で生まれ、1人で死んでいきます。人は皆寂しがりやで孤独なものです。孤独を苦にしない人が他者を思いやり、集団の中に入っていけます。孤独を恐れていると、人に合わせて自分を取り繕う気持ちが働くので、不自然な自分を演じることになります。2つ目は、ある程度バカになることも必要です。皆が楽しそうにしているのを外から眺めていると、バカバカしいことに興じているように見えるものです。ところが、人間誰しもそんなに立派なものではありません。思い切って一緒に参加する方がはるかに楽しく過ごせます。3つ目は、構えないでありのままの自分を出すことです。楽しいときは楽しい、辛いときは辛いと思えばよいのです。誰かが声を掛けてくれるのを待つのではなく、自分の方から人の中に入っていくのがよいと思われます。初めは気の合いそうな人を1人見つければよいでしょう。集団には後ろからついていく気持ちならば気が楽です。少し慣れてくれば、自分が誰かを誘う方になればよいでしょう。

大学が同じ、年齢もほぼ同じ、境遇もほぼ同じで、お互いが友達を必要としているのだから、友達ができない方がおかしいともいえます。出身や目指すもの、趣味など違うものもありますが、そういう異質な点は友達としてむしろ適度な刺激になります。

社会に出てからの人との交流

会社に就職すると、家と職場との往復しかしないという人も出てきます。家で家事や育児をしている人は、外に出る機会も少なくなってしまいます。毎日同じように過ごしていても出会いはありません。出会いがなければ、新しい人間関係を作ることもできません。多くの人と交流したければ、自分が行動するしかありません。

人脈とは、困ったときに助けを求めたり求められたり、利害関係が成り立つ人と人とのつながりです。大人になると、きびしい意見や客観的なアドバイスをもらう機会が少なくなり、物事の見方や考え方が狭くなりがちです。人脈が広い人は、さまざまな意見にふれることができるため、視野が広がります。ビジネス、プライベートを問わず、人生において自分1人では解決できそうにない問題にぶつかることもあります。こうしたときに、広げてきた人脈を活用すると、アドバイスをもらうだけでなく、実際に助けてもらえることも多いでしょう。自分だけ助けてもらおうという意識ではなく、相手が困ったときにはいつでも助けるというギブアンドテイクの関係であることが前提です。

では、どのようにしたら新しく人に出会えるでしょうか？　1つは、交流会やイベントなどに参加する方法です。最近では、以前からある同業種交流会や異業種交流会のほか、出勤前の時間帯を活用して運動や勉強をする朝活などの集まりが開催されています。人脈は、名刺の数で表せるものではなく、信頼関係や実質的な交流があってこそ意味があるものです。不特定多数に挨拶を繰り返すのではなく、人としてのつながりを濃くしていかなくてはいけません。親しくなりたい理由が明確でない人と知り合っても、単に顔見知りが増えていくだけです。自分が描くキャリアアップにつながる豊富な情報や経験を持つ人を探す、趣味やボランティアなど関心の広がりにつながる人と知り合うなど、人脈づくりの目的が明確になれば、行くべき場所や会うべき人も明確になるはずです。人と人とのつながりは、ギブアンドテイクの関係であることが必要です。どちらかだけが得をする一方通行の関係は、長続きしなくなります。相手にしてほしいこと、相手から得たいことだけを考えるのではなく、相手に喜んでもらえることも意識すべきです。ビジネス上の人脈であっても、お互いに高め合い、切磋琢磨できる関係を築くことが大切です。

柔軟性のある人と頑固な人

人との交流を進めたり、仕事のうえで問題解決を行ったりする場合に、柔軟性のある考え方持っていないと、それが円滑にに進みません。

柔軟性とは、その場の状況に応じて適切な判断ができることです。ビジネスで柔軟性がある人は順応力、適応力が高く、広い視野で創造的な問題解決ができます。

頑固な人は自分の考えに固執します。そういう人は、正解が1つだけだという考え方を持っていることが多いです。入学試験など学校での問題では正解が1つという考え方が一般的ですが、社会に出てみていろいろな考え方があることに気が付きます。答えは1つと思い込んでいると、それがわかった時点で思考は停止します。それで、性急に結論を出してしまいます。自分の考えに固執して「これしかない」と思っていると、相手の意見を聞く余裕がなくなります。そうなると、人間関係でも問題を抱えることになり、頭が良いとはいえません。

いろいろな角度からものを見る

しかし、普段からいろいろな角度からものを見る習慣がついている人は、性急な結論を出さずに思考を続けます。柔軟性がある人は何か問題に直面したときに、これまでのやり方に固執せず、新しいやり方を模索します。そういう人は、他人の意見をよく聞き、「なるほど、そういう考え方もあるね」という態度を示してくれるので意見がいいやすくなります。答えは1つと考えていると、意見が対立して感情的なしこりが残りやすいですが、答えは複数あると考えていると、相手の意見を余裕をもって聞くことができます。頭の良い人は他人の意見をよく聞いたうえで、納得できる結論を出そうとします。解決策がなかなか見いだせない難解な問題に対しても、その状況を悲観せずに前向きに取り組みます。そして、人が思いつかないような創造的な解決方法を考え出したりします。

失敗への対処

頭の良い人でも失敗することはよくあります。でも、頭の良い人はそれを乗り越えるための精神力と知力を持っています。そこで、いろいろな方法を考え、実際に試してみます。それでもうまくいくとは限らず、何回も試すことが必要です。

エジソン氏は「天才とは1%の閃きと99%の努力の結果である」と語りました。彼は、多くの失敗にめげずに初志を貫いた人でした。このことは、柔軟な考え方と忍耐力のある努力をする人が、多くの問題を解決することを示しています。柔軟性のある人は、人生の遊びの部分、ユーモアを持っている人でもあります。

柔軟性を高めるために

柔軟性を高めるためには、いつもの行動を変えてみることです。自分とはまったく異なる経歴を持った人や世代が異なる人などと話をすることで、いろいろな新しい知識や問題意識が自分の中に入り込み、これまでの凝り固まった考え方を少し変えることができます。自分と違う世界の人と出会うために、サークルや交流会などに顔を出してみるのもよいでしょう。柔軟に対応できる人ほど、うまく人間関係をつくることができます。仕事もプライベートも、人間関係が問題となるため、柔軟性を身につけることは必要不可欠です。

③ 優れた感性とユーモアのある生き方

優れた感性の必要性

人生には数多くの岐路があります。人生は、右に行くべきか、左に行くべきか、岐路の連続であるといってもよいかもしれません。そのとき、理性的に判断できることもありますが、判断に迷うことが多くあります。迷った場合は、直観的な判断を頼りにするしかありません。そのためには、優れた感性を持っている必要があります。優れた感性は、人生を豊かにし、人生の岐路において重要な役割を果たします。優れた感性を持っている人は、人との関わり方にも対応力があり、人とのつきあいを上手に行うことができます。

構えないで自己をさらけ出す

自分を何らかの形で抑制している場合、あるいは必要以上に自分を良く見せようとしている場合は他者に対して構えています。自己をさらけ出す勇気を持てば、自分自身を肯定的に感じることができるし、他人も安心して自分を出してくれます。それには、見栄を張ることや、理性による自己防御をやめることが必要です。どちらも本来の自分ではない自分を演じることになり、自分の内部にストレスをためることになります。のびのびと自分を表現することによって、自分も他者も自分の良さを感じるようになります。

失敗を恐れず行動する

失敗を恐れていると、何も行動できず、ストレスを抱えたままになります。私たちの脳は行動することによって活性化し、その本来の活動を行うことができます。のびのびと自分を表現することができれば、次の行動につながります。行動することによって、新しい人や新しい事柄に出会うチャンスが生じ、新しい自分を発見するきっかけとなります。前向きの行動は、たとえそれが失敗したとしても、自分にとってはそれが財産になり、次の試みにつながります。

ものごとや人物に対する好奇心を持ち続ける

好奇心を持ち、いろいろな人や事柄に接することによって、新しい出会いの可能性が生まれます。新しい趣味に挑戦してみる、一人旅に出てみる、面白そうな講演会に出てみる、いままでとは違ったジャンルの本を読んでみるなど、その気になれば感性を活性化させるチャンスはいくらでもあります。また、恋愛することは、それがうまくいかなかったとしても、感性を活性化させ、人生の深さを味わうことにつながります。

ユーモアの心を持つ

優れた感性を持っている人は、ユーモアのセンスを持っていることが多いです。遊びとユーモアの心は考え方を柔軟にし、右脳を活性化させ、人生に楽しみを与えます。日常の何気ないことも、見方を変えれば幸せや楽しみを見つけることができるものです。そんな人は、物事を多方面から見ることができ、視野の広さと柔軟性を持っています。頭の引き出しが多い人ほど、ものごとをいろんな面からみることができ、会話にユーモアが生まれます。そんな人は、多くの人の意見や情報を自分に取り入れるのが得意な人です。そのため普段から人との会話を楽しんだり、本やインターネットなどから情報を広く取り入れています。遊びとユーモアの心を持ち続けることによって、左右の脳はバランスよく活性化します。

真面目で自己中心的な人

真面目で自分に自信があり、自己中心的な人のそばにいると、気が休まりません。こういう人は頭が良いとはいえません。真面目で自信があることは良いことですが、他人のやっていることに不満を感じて、ついつい批判的に見てしまうのです。物事に真面目に取り組むあまり、周りのことを見る余裕がないために、視野が狭くなって面白くない人間になってしまいます。また、他人を批判して笑いを得るのはユーモアがあるとはいえません。

心のゆとりとユーモア

人は多少抜けたところがある方が親しみが持てるものです。いろいろな人がいて、それぞれを良しとして見る心のゆとりが必要です。また、自分自身を笑える心のゆとりが相手に安心感を与え、ユーモアが生まれます。自分を精一杯良く見せようとするのではなく、それより少し下に見る習慣をつけると余裕ができ、自分を笑うゆとりが生まれます。人の批判ばかりしている間は、その人の器が小さいといえます。自分の失敗も、そんなこともあり得ると思い、そこで得たものは大きいという気持ちになれると、新たな問題に前向きに取り組むことができます。バカなことや失敗に目くじらを立てないで、それを大きく包んで見ることも必要です。そうした中で、ちょっとした言葉の機知でその場の雰囲気が和み、楽しいものになります。

最近はビジネスの現場ではＩＴ化が進んでいますが、ビジネスの基本は人と人とのやりとりです。利害と感情がからむ仕事の世界では、その緊張を和らげる心のゆとりが求められます。そこでユーモアのセンスでその場を和ませることのできる人は、ビジネスのチャンスを広げるだけでなく、人間的な魅力にもつながります。

ユーモアは人生の遊びの部分

ユーモアはその場限りの言葉の機知だけではありません。ユーモアは生き方そのもので、人生のゆとりと遊びの部分でもあります。自動車ではアクセルとブレーキを使ってスピードを調整しますが、アクセルとブレーキには踏み込む際に少しだけ遊びの部分があります。その遊びがないとすぐに加速したり減速したりして運転がやりにくくなります。同じように人生にもゆとりと遊びの部分が必要です。自分の才能や生き方に自信があったとしても、鼻高々にそれをひけらかす気持ちがあると興ざめです。そういう自分の才能や生き方を距離を置いて眺め、いろいろな角度から見る気持ちを持つ人にはユーモアが生まれます。一生懸命生きているのですが、そこに笑えるものが生ずるのです。ユーモアのある人には共感能力が生まれ、人間関係が円滑に保てます。

勉学や仕事から解放され遊ぶことも、人生には必要です。子どもは遊びを通して生きる力をつけていきます。大人も同様で、楽しく遊ぶことを通して明日への活力を得ることができます。人間関係をおおらかに保ち、その場を和ませるだけでなく、生き方そのものにユーモアのある人は頭の良い人です。

4 人をほめ感謝して生きる

自分をほめる

「自分がこんな素晴らしいことをしたのに誰もほめてくれない」と思うことがあります。しかし、「人はほめてくれないのが普通」と思った方がよいと思われます。そうであれば、何か良いことをしたときには、自分で自分をほめるべきです。自分をほめることによって、脳からはドーパミンが分泌されて快感が生じ、気持ちが前向きになり、やる気になります。

そのためには、自分で自分をほめる基準を作ります。まず、自分の目標と自分に対する評価基準を作ります。そして、それを達成することによって脳からはドーパミンが分泌され、やる気になります。自分の基準を持たないと他人の評価で自分を評価するようになります。目標を持って努力していると、1カ月で脳は変わり始めます。変わり始めると、ますます自信が持てるようになり、それが習慣化します。習慣化によって、より大きな目標の達成に近づくことができます。

他人をほめる

他人をほめると、ほめられた人は自分が認められたと思い、いい気持ちになります。脳からは神経伝達物質のドーパミンが分泌され、快感が生じます。それに伴いその人の行動も変わります。そして、その人との距離が近くなります。そういうことが度重なると、自然に自分の周りに人が集まってきます。人が集まれば、人からの刺激や影響がもたらされることになり、脳が活性化します。その結果、ほめて贈った小さな幸せは、めぐりめぐって自分のもとへ返ってくるのです。

指揮者における成功の素

指揮者の伊東乾（いとうけん）氏は著書『笑う脳の秘密』の中で、指揮者の一番大切な仕事は確信を持ってにこにこしていることだといいます。一流のオーケストラの演奏の指揮では、練習の初日、最初にほんの少し音を出しただけで、そこにある成功の素をすかさず見抜きます。まず、それをほめ、私と一緒に演奏していれば、この「成功の素」が大きくなって、素晴らしい演奏になりますよという安心感をその場にいる全員に持たせます。美点を伸ばしながら、問題点を少しずつ克服していき、本番までにそれが解決しない場合は、極力それが目立たないようにします。欠点の復習ばかりを優先すれば、限られたリハーサルの中で、お客さんに聞かせられる合奏はできません。お客さんは良い演奏を期待して、会場まで足を運んできています。指揮者の一番大切な仕事は、音を出す皆が持てる力をフルに発揮して、最高の結果を出せるように確信を持って合奏させることにあります。そこには「オーラ」があります。それは特殊な才能ではなく、適性さえあれば誰でも身につけられる能力だと、伊東氏は言います。

私たちを支えてくれている人々

私たちの世界は、人との関わりで成り立っています。家族や仕事の仲間、恋人や友人など、毎日多くの人の世話になっています。新聞の配達人、コンビニの店員など、どこかで誰かの働きの恩恵を受けています。朝起きたときに、目が見える、足が動く、話せる、音が聞こえるなどは、当然のことに思えますが、障がいなどによってこれらを当然と思うことができない人も地球上には多くいます。当然と感じることが多い人は、とても恵まれています。しかし、いつしか感謝することを忘れてしまっています。当然のことに感謝をする気持ちは、とても重要なことです。

感謝を伝えたニューヨーク市民

２００１年９月11日にニューヨークで同時多発テロが起きた後、世界貿易センタービルの現場では、大量の瓦礫を片づけるトラックが何週間にも渡って延べ数万台も列を作りました。ニューヨーク市民は、入れ替わり立ち替わり現場を訪れ、〝Thank You〟のプラカードを掲げたそうです。この行為はそれだけにとどまらず、悲しみに沈みがちなニューヨーク市民を元気づける行為となりました。このように、人に感謝の意志を伝えることは、人の気持ちを明るくさせ、生きる力を与えます。

感謝の持つ作用

イギリスの生物化学者のデイビッド・ハミルトン氏は、著書『親切は驚くほど体にいい』の中で、親切は人に幸福感をもたらし、心臓と血管を強化し、抗老化作用があり、人間関係を良好にし、親切はどんどん広がっていくと述べています。これらの作用は、すべてオキシトシンによってなされます。オキシトシンは、脳の視床下部で生成され、脳下垂体後葉から分泌されるペプチドホルモンです。この愛情ホルモンは、親切と感謝の連鎖を生み、人びとの間に愛情を育みます。

松下幸之助氏は、「感謝の心は、いろいろな形で結局は自分に跳ね返ってくる」と述べています。感謝を心掛けることで、嫉妬や不安といったネガティブな感情を遠ざけ、自己肯定感を高めることができます。感謝の気持ちを持つことで自然とポジティブ思考になり、結果的に心身の健康へとつながっていきます。

夫婦間の危機と感謝

熱烈な恋愛の末に結婚した2人が、時間の経過とともに会話が減り、いつの間にか相手を疎んじるようになることがあります。そして、衝突することも増え、家庭内不和の状態になります。そんなときにどうすればよいのでしょうか？　まずは、相手に対する批判や否定的な気持ちを捨ててみることです。そして、「ありがとう」とつぶやきます。感謝の気持ちで相手を眺めると、相手が何を考えているのか、どうしようとしているのかがわかってきます。相手を理解することは、相手を受け入れることにつながります。そして、「ありがとう」という言葉は、2人の関係を前向きにする転換点となるのです。

感謝の気持ちを持つためには、日ごろから物事をポジティブに考える癖をつけることが大切です。何でも悪い方向に考えてしまうと、人の親切も悪意をもって受け取ってしまいます。ポジティブ思考を身につければ、自然と感謝する気持ちが芽生えやすくなります。

感謝の伝え方

では、感謝の気持ちを具体的にどう伝えればよいのでしょうか？　自分の誕生日は、自分が生まれてきたことを感謝する日です。自分自身が生まれてきたことを感謝できなければ、他人に感謝する気持ちが生まれてきません。そして、夫婦や子ども、両親などの誕生日に感謝し、お祝いする日にします。もし結婚記念日と会社の出張が重なったら、出張から帰った日をお祝いの日にします。お互いに感謝の気持ちを伝えあうことで、両方とも幸せな気持ちになることができます。第三者を介して感謝の気持ちを伝えるのも効果的です。お世話になったことの感謝を本人に伝えたうえで、共通の友人や知人にも「お世話になった」ことを話題にします。すると、気持ちが自然と伝わるし、相手の印象がより良くなります。自分を陰でほめていたと知ると、その人はその気持ちをうれしく思います。

ビジネスの現場における感謝の役割

感謝の気持ちを忘れない人は幸福度が高いだけでなく、取引先との関わりやビジネスの現場においても、成功をつかみやすいです。幸せを感じている分、より人生に前向きであり、あらゆることへのモチベーションや生産性が向上するからです。また、感謝することによって周りからのサポートを受けやすくなります。自分自身のやる気や能力を伸ばして成功をつかむためには、周囲への感謝の気持ちを持つことが大切です。

頭の良い人は、自分の能力を誇示するのではなく、周囲の人のお陰で自分が生かされていることを感謝し、他者と良好な関係を築いていく人です。

日本人の歴代のノーベル受賞者のコメントを聞いていると、必ず周囲の人に対する感謝の言葉が出てきます。普段からそのような気持ちで周囲の人と接することで、職場などの人間関係が良好に保たれて、仕事の成果にも結び付いたものと考えられます。

5 趣味を持ち楽しく生きる

自分に合う趣味を持つことができれば、人生を豊かにし、幸せを感じることができます。好きなことや楽しいことに夢中になっていると、ストレスが解消され、気付けば気分がスッキリしていることもあります。趣味に没頭しているうちに、気付けば専門家レベルの知識や技術が身についていることもあります。例えば、趣味で始めたイラストやデザインが上達し、いつの間にか仕事として依頼を受けるほどの腕前になる場合もあります。趣味を持つと興味の幅が広がり、人との交流も増えるので、自然と話題が豊富になります。同じ趣味や似たような趣味を持つ人と会話が弾むのはもちろんですし、年代が違う人や異性など自分と違うものを持っている人とも気軽に交流でき、コミュニケーション能力が養われます。また、趣味を持っていると、意欲的になれるので、毎日を前向きに生き生きと過ごせるようになります。

吉沢久子氏の場合

吉沢久子氏（1918‐2019年）は、生活評論家として知られています。66歳のときに夫の古谷綱武氏を亡くした後も、一人暮らしをしながら、主婦としての仕事である料理や家庭菜園を趣味として楽しむ工夫をしていました。

一人暮らしの場合は、食材を余らせがちです。しかし、吉沢さんには、「どうせ1人だから」という否定的な感情はありません。毎日作るのは1品か2品だそうですが、いつも食卓には何品ものおいしそうな料理が並んでいます。その秘密は、冷蔵庫と冷凍庫の中にありました。下ごしらえしてある材料や多めに作ったおかずの残りを保存しておき、これらに手を加えることで、栄養バランスがよく、見た目もにぎやかな料理が並んだのです。

吉沢さん宅の玄関わきには約1坪の畑があり、数種類の野菜やハーブ類が葉を茂らせ実をつけています。家庭菜園で野菜を育てるには、天候、野菜の育ち具合、害虫などに対応しながら、気長に育てる必要があります。吉沢さん宅の植木鉢に一握りの稲が植えられていたそうです。それは、毎日ご飯を食べているのにお米の花を知らないのに気がつき、毎年庭で育てて稲穂が育ったら刈り取り、花瓶に指して眺めたり、お正月の料理に飾ったりしていたそうです。このような前向きで実践的な知識を身につけるとき、脳は喜びや小さな幸福感を感じます。

楽をするのか楽しくするのか

近年の若者は、「人生楽をして過ごすことができればそれに越したことはない」と考える人が増えてきているようです。若者は生活の苦労をそれほどしないで育ってきています。欲しいものは与えられ、それを当たり前と思って生活してきました。しかし、そのような人でも、会社などで仕事に就いてみると、楽ばかりしておれません。楽をした経験が多い人ほど、仕事上の少しの苦労でもきついと感じることになります。また、人間関係の苦労もあまりしていないので、仕事上の人間関係もうっとうしく感じることになります。そのため、仕事をやめたいと思う人が多くなるようです。若者の3年以内の離職率は、大学卒で33%、高校卒で40%だそうです。

楽しくして頑張る人

　しかし、目標に向かってそれを達成しようとしている人は、達成のための努力を厭いません。例えば、高校の野球部の選手は甲子園に行く目標のために、猛練習をものともせずに頑張ります。努力の過程で自分が進歩していると感じられると、猛練習をむしろ楽しいと感じられます。はたから見ると苦労しているように見えますが、その苦労を苦労とは感じないのです。頭の良い人は目標を持って努力しているので、努力することを「楽しい」と感じられる人です。そういう人は、仕事に対しても楽しく努力ができるので、それを苦にすることはありません。そして、努力して得たものは、自分の財産になっていきます。楽をすることを求めるのではなく、楽しくすることを追及すべきです。

　楽しく過ごす人は、何事に対しても前向きで、人との出会いをとても大切にしています。そうすることによって、楽しみの要素がさらに増えます。ポジティブ思考によって、何事にも積極的に取り組むので、趣味も増え、ストレスを抱え込みにくくなっています。何事にも、楽をしようとするのではなく、楽しくすることを考えるべきです。

6 定年後の生き方

定年後の生活の激変

多くの人は、学校を卒業してから40年以上も職場で働き続けます。日本では、多くの人は65歳ごろに定年を迎えます。40年以上も働いていると、職場での生活パターンが習慣化していきます。朝6時に起きて7時の電車に乗って出社して残業をして帰ると家に帰るのが9時、ちょっと一杯やって帰ると11時という日も珍しくありません。それが、定年を境に朝から夜まで自由になるわけですから、多くの人はそのギャップに戸惑います。

定年後の人間関係

会社にいたときは、職場に行くだけで人間関係が形成されるようにできていました。他社の人とのつきあいにしても、肩書がものをいい、名刺交換することを通して人の輪が広がっていきました。しかし、定年によって会社との関係が切れると、そのような人間関係はなくなります。定年を迎えるということは、新たに人間関係をつくることをしないと孤独感に襲われることになります。

定年になると、家でぶらぶらしている時間が多くなるので、妻との関係も問題となることが多いようです。夫の方は、妻が食事を作ってくれるのが当たり前と思っているのに対し、妻の方では友達と会う予定があって、食事を作れないこともあるという具合に、思っていることがすれ違ってきます。会社で管理職をしていた人が、家庭内でもその癖が抜けきれない人がいます。『定年後』の著者楠木新氏は、「家の重要事項を勝手に決めてしまう、家事にも口を出す」など夫の問題点を述べています。楠木新氏によれば、定年後に社会とつながりを持って生き生きとした生活をしている人は2割に満たないといいます。

定年後は効率よりも無駄が大切

20〜50代はやるべきことが多くあり、効率が大切ですが、60歳を過ぎると、いろいろな経験があるので、効率よく物事を進めることができます。そうなると、脳にとっては慣れたことなので、刺激がなくマンネリになります。脳に入る信号の強度が小さくなり、脳があまり活性化しません。したがって、脳を活性化するには、新しいことを始めるとか、無駄になっても気にせずにいろんなことをやってみることが大切になってきます。特に、定年を迎え、自由な時間ができた人は、無駄がむしろ大切だと思った方が望ましいと思われます。人間は動物の一種なので、人間の身体と脳は動くことを前提につくられています。特に、定年後は、何もしないことが認知症のリスクの1つになります。

定年後は遊ぶことを積極的に考えるのがよいと思われます。定年まで一生懸命働いてきた人にとっては、急に遊びの生活に転換することには抵抗があるかもしれません。しかし、ここは考え方の転換が必要なときです。遊びを通して、あるいは趣味を通して自分が楽しいと感じられれば、自分も周囲も幸せを感じることになります。そのためには、自分は何が好きなのか、何が得意なのか、何をしたいのかを自分に問うてみることが必要です。そして、やりたい候補をいくつか挙げてみて、実際にやってみることです。面白い、楽しいという感じが出てきたら、それを習慣化したらよいと思われます。何も思いつかなかったら、ウォーキングがお勧めです。歩くことによって気持ちが前向きになりますし、健康の維持がしやすくなり、認知症のリスクが減ります。

第7章

脳科学から見た頭の良さ

1 脳の役割

脳は、生命体が生きていくためのあらゆる活動を担っています。脳は、生命維持機能、運動機能、知的精神的活動などを司っています。生命維持機能は主として脳幹が担っています。これは脊椎動物に共通の機能です。その後の進化の過程で哺乳類に大脳辺縁系が現れました。大脳辺縁系には、海馬や偏桃体などがあります。海馬は記憶、扁桃体は情動に関わる働きをしています。大脳は、ヒトにおいて特に発達した知覚や運動に関わる脳の最高中枢です。

脳の主な役割は、情報処理です。そのために数多くの神経細胞を持ち、信号をやり取りしています。脳の役割は情報処理なので、情報が来なければ脳の存在価値はありません。その情報とは、私たちが歩いたり、本を読んだり、考えたり、人と話したりするなど、活動することで

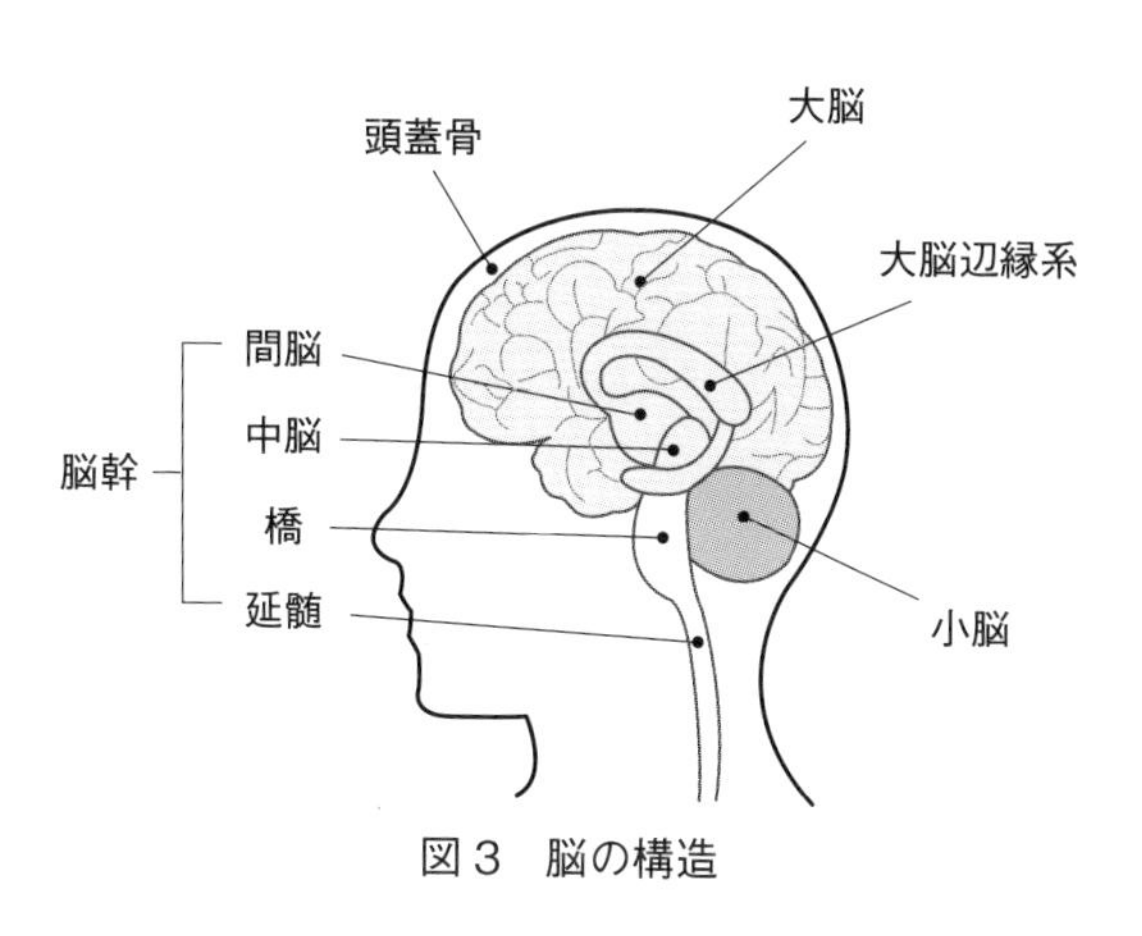

図3　脳の構造

発生します。活動することで、脳の神経細胞と神経細胞との間で信号が行き交い、脳のネットワークが活性化します。情報が来れば来るほど、脳を使えば使うほど、脳は元気になり成長します。

脳が健全に活動するには、栄養としてのブドウ糖（グルコース）と酸素が必要です。血流によってブドウ糖と酸素が運ばれることで、脳は機能します。

脳の構造

脳の構造を図3に示します。脳は大脳、大脳辺縁系、小脳、脳幹よりなります。脳幹は進化的に最も古い脳で、脳の最も奥（中央部）にあり脳全体の心棒のような形状になっています。通常は、脳幹と大脳辺縁系は大脳皮質の陰になって見えませんが、図3では大脳皮質の一部を省略して、見えるように描いています。脳幹は４つの部分に分かれていて、大脳に近い側から、間脳、中脳、橋、延髄と呼びます。生存のうえで欠かせない間脳は、脳幹の中心的な部位で、視床と視床下部よりなります。視床下部は、血液循環、呼吸制御、睡眠と覚醒、体温制御、代謝制御、自律神経制御、性欲の制御など生命維持に不可欠な部位で「生命中枢」とも呼ばれています。この機能が停止すれば「脳死」という状態になります。脳幹の周りには大脳辺縁系と呼ばれる進化的に少し古い部位があります。大脳辺縁系には、海馬や扁桃体などがあります。海馬は、記憶形成や空間学習に関わります。特に、出来事の記憶を形成するのに必要です。扁桃体は、好き嫌いや恐怖、不安などの情動に関わります。大脳は思考、計画、判断、感情の制御などの精神活動、言葉、五感、運動を制御する中枢です。大脳は大脳辺縁系の外側に厚さ2～3㎜の層をなしており、大脳皮質と呼ばれます。大脳皮質はしわを形成することにより表面積を増大させています。小脳は後頭部の下方にあり、身体の平衡感覚や運動機能に関わる制御をしています。

大脳の働き

大脳は脳の全重量の約8割を占め、知覚や運動を受け持つ脳の最高中枢です。大脳の表面は図４に示すように、大脳皮質に覆われており、外側溝（前頭葉と側頭葉の間）、中心溝（前頭

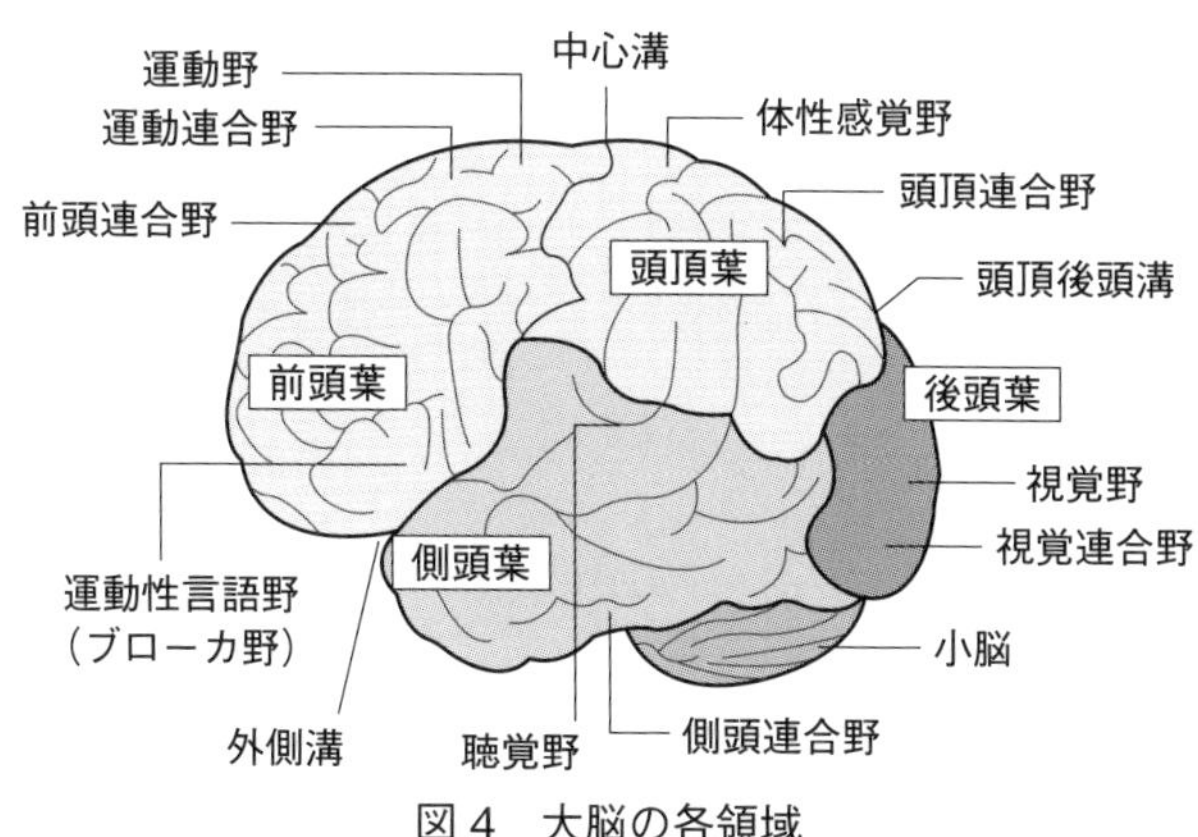

図４　大脳の各領域

葉と頭頂葉の間）、頭頂後頭溝（頭頂葉と後頭葉の間）の深い溝によって前頭葉、側頭葉、頭頂葉、後頭葉の４つの領域に分かれています。側頭葉、頭頂葉、後頭葉には感覚器などからの外部環境の情報がもたらされ、それらが前頭葉で総合的に判断されて意思決定を行い、外界に働きかけます。前頭葉は４つの領域の中で最も広く約33％の面積を占めます。

前頭連合野は、前頭前野とも呼ばれ、情動の制御、論理的な判断、将来予測、計画の立案など、高度な精神活動を受け持ちます。前頭葉の運動性言語野は、ブローカ野とも呼ばれ、言葉を話す、文字を書くなどの筋肉運動に関する言語機能を支配します。前頭葉の運動連合野は、前頭前野からの情報をもとに、運動の開始や手順を計画して運動野に指令を出します。側頭連合野は、記憶、言語理解、感覚認知の仕組みに関与します。側頭葉の聴覚連合野は、聴覚が受け取った情報を統合し、記憶します。頭頂葉の体性感覚野は、皮膚や筋肉、関節などが受けた感覚情報を認識します。頭頂連合野は、視覚情報をもとに空間的な位置関係の把握、感覚情報の統合を行います。後頭葉の視覚連合野は、視覚野が受け取った視覚情報を分析、統合、記憶します。

2 脳の神経伝達

一般の体細胞は約37兆個あり、ＤＮＡに基づいたタンパク質の合成、栄養素の取り込み、栄養素のエネルギーへの変換などの働きがありますが、脳の神経細胞はそれらに加えて、情報の伝達を行っています。

ヒトの神経細胞（ニューロン）は大脳皮質で約１４０億個、小脳で１０００億個以上、脳全体で千数百億個あります。情報伝達を行うために、神経細胞からは樹状突起が出ていて隣の神経細胞とはシナプスと呼ばれる狭い間隙でつながっています。シナプスは各神経細胞に100０〜2000個あり、各神経細胞間で情報のやり取りをしています。

神経細胞の形態

脳の神経細胞の大きさはヒトでは3〜18μmです。神経細胞は、その形状を図5に示すように、細胞膜、細胞核、樹状突起、軸索の4つの要素から成り立っています。細胞体の中心には細胞核があって遺伝情報が格納され、タンパク質合成など細胞としての機能はここで行われています。周辺部には他の細胞からの入力を受ける樹状突起があり、隣接する細胞から情報を受け取って細胞体に伝えています。

細胞と細胞の間には長い線状の組織が走っており、軸索と呼ばれます。軸索の太さは1μm程度で、外側は鞘のような髄鞘と呼ばれる絶縁性の脂質膜で覆われていて、軸索が髄鞘化していると情報の伝達が速く行われます。軸索の長さは数㎜のものから1m程度ものまでありま す。その先端は軸索終末と呼ばれ、次の神経細胞との間にシナプス間隙があります。樹状突起や軸索などは一般の体細胞にはなく、神経細胞だけの特徴です。これらは細胞同士が情報を伝え合う回路をつくるために必要です。

神経細胞の基本的な機能は、神経細胞へ入力刺激が入ってきた場合に、活動電位を発生させ、他の細胞に情報を伝達することです。1つの神経細胞に複数の細胞から入力したり、活動電位が起きる閾値（いきち）を変化させたりすることにより、情報がより強く伝達されます。

シナプスでの信号伝達

シナプスとは、神経情報を出力する側と入力される側の間の情報伝達のための接触構造です。基本的な構造は、図5のシナプス間隙と記した部分を拡大して図6に示したように、シナプス前細胞の軸索末端がシナプス後細胞の樹状突起に接触しています。図6でシナプス前膜に信号（活動電位）が届くと、直径50ｎｍ程度のシナプス小胞という袋がシナプス前膜に移動し、袋に保存されていた神経伝達物質がシナプス間隙に放出されます。間隙の幅は20～30ｎｍです。神経伝達物質が受け側のシナプス後膜の受容体に結合すると、情報がその細胞に伝達されます。シナプスにおいて、伝達の効率は必ずしも一定ではなく、入力の強度や頻度により変化します。これをシナプス可塑性と呼び、学習や記憶の細胞メカニズムであると考えられています。例えば、記憶形成において、入力信号の強度が大きかったり、信号が何回も繰り返し入

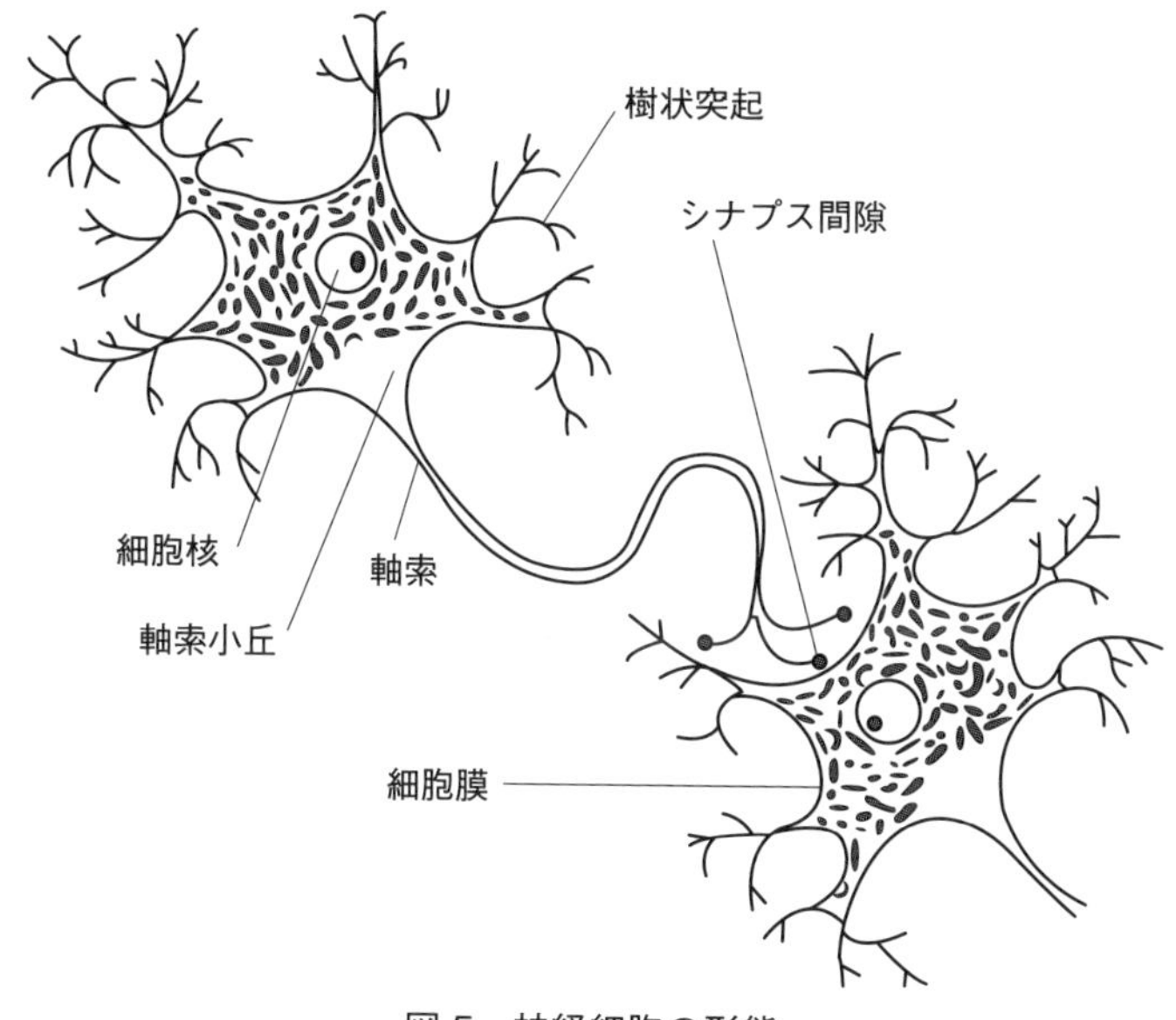

図5　神経細胞の形態

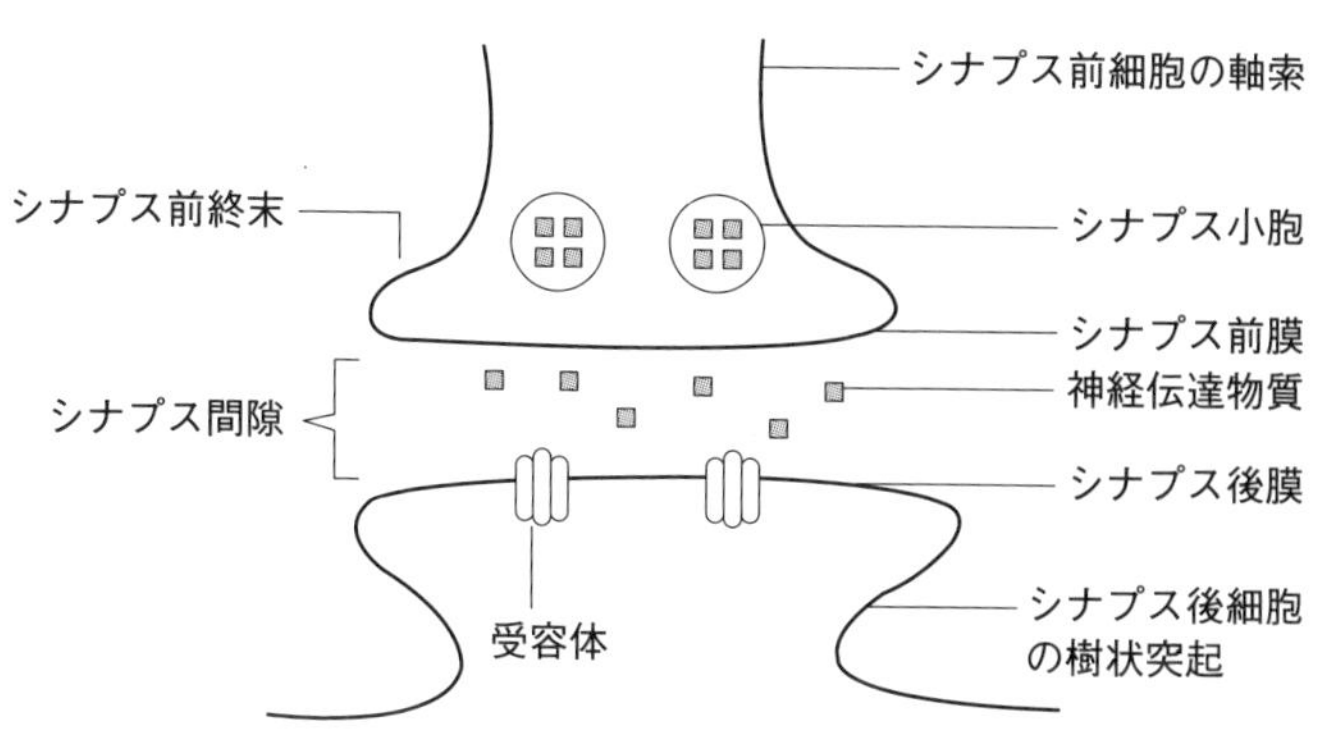

図6　シナプス間隙における情報の伝達

力したりすると、忘れにくくなります。

3 神経伝達物質

神経伝達物質は神経細胞内で合成され、シナプス前膜近くにあるシナプス小胞に貯蔵されます。神経伝達物質の種類は、60種ほどがあります。その構造によって、小分子伝達物質と神経ペプチド伝達物質とに分けられます。前者に、ノルアドレナリン、ドーパミン、アセチルコリン、セロトニンなどが、後者にはエンドルフィン、オキシトシンなど50種ほどあります。いずれも神経細胞で合成され、軸索を通じて末端まで運ばれた後、シナプス小胞に蓄えられます。神経伝達物質には、受容体に働きかけて神経細胞を興奮させるものと、受容体に結びついて神経細胞を抑制するものとがあります。生体は神経細胞を興奮させるものと抑制するものとのバランスによってその機能が維持されています。

ドーパミンは、中脳の腹側被蓋野から大脳の側坐核を経由して分泌され、やる気や幸福感、運動や感情、意欲、ホルモンの調節などに関与しています。ドーパミンの効用は、幸せな気分になって意欲が増す、集中力がアップして仕事や学習の効率が良くなる、気持ちが前向きになることです。ドーパミンの分泌が過剰だと統合失調症、不足だとパーキンソン病になりやすいといわれています。

セロトニンは、幸せホルモンとも呼ばれ、感情や精神、睡眠などの機能に深く関与し、自律神経のバランスを整えてくれます。セロトニンの生成量が減ると、不安や鬱屈した気持ちが強くなり、うつ病の原因になります。セロトニンが増えるとストレスに対して強くなります。特に朝、太陽の光を浴びながら運動すると、セロトニン神経が活性化して覚醒が高まり、心地よく1日がスタートします。太陽の光を浴びてから15～16時間後にメラトニンが分泌されて眠くなり、睡眠のリズムが良くなります。

オキシトシンは、9個のアミノ酸からなるペプチドホルモンで、視床下部で合成され、脳下垂体から分泌されます。愛着ホルモンとも呼ばれ、母子の愛着形成に必要なホルモンです。バゾプレッシンとオキシトシンは、つがい形成を促進する作用があります。

4 年齢とともに変わる脳

胎児から100歳の高齢者まで、1万人以上のMRIの脳画像を見てきた加藤俊徳氏は著書『脳は自分で育てられる』の中で、人の脳は、胎児の時期から死の直前まで常に変化していると述べています。また、脳は一人として同じ形の脳の人はいないと述べています。

これは、一人ひとりの人が個性を持っているように、それぞれの人の脳も個性を持っていることを示しています。さらに、同一人物の脳画像であっても、時間経過とともに脳画像が大きく変化することがわかっています。

加藤氏は、同一人物の生後1週間および生後4カ月の脳のMRI画像を紹介しています。脳全体のMRIの断面画像では、黒い背景の中で、木の枝のように白く見える白質と呼ばれる

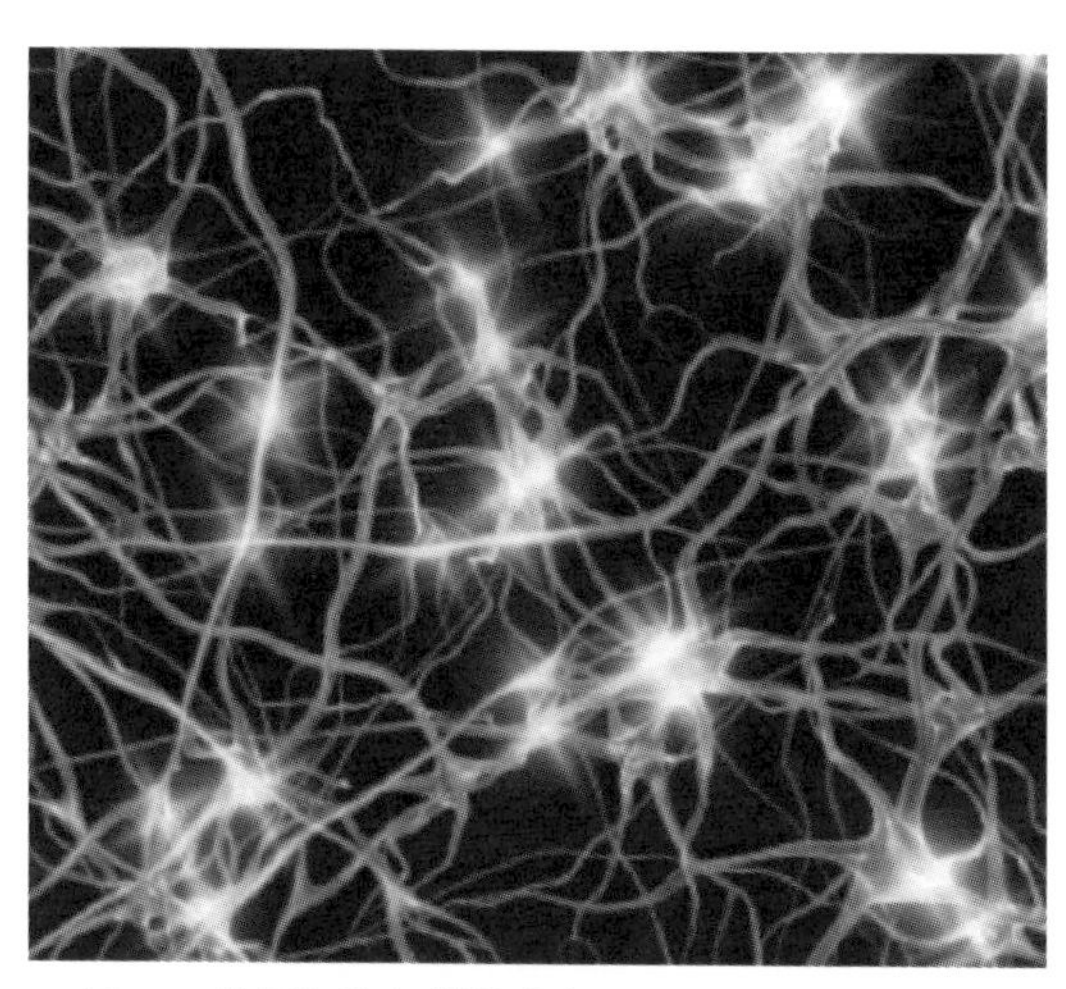

図7　神経細胞と樹状突起によるネットワーク

部分が観測されます、白質とは、神経伝達経路の軸索が束になって走っている部分です。一般に、1個の神経細胞からは通常数千個の樹状突起が伸びていて、それらが網目状のネットワークを形成しています。網目状のネットワークの様子をコンピュータグラフィックで示したのが図7です。人間のある活動が習慣化して、その脳部位の経路の信号伝達が頻繁に行われると、その経路の樹状突起の軸索（図7の細い白い線）が強化されて軸索の束ができます。それを脳の広領域のＭＲＩ画像で見ると、木の枝が太く伸びているように見えます。白質の枝が太く大きく見えるほど、情報伝達がさかんに起こっていて、その発達が大きいことを示しています。

生後1週間では、白質の発達は十分ではありませんが、生後4カ月では白質の枝ぶりが顕著になっています。これは、子どもがさかんに身体を動かすので、運動系の脳部位における枝ぶりが発達したためと考えられます。また、生後4カ月では側頭葉の上側に白い枝が伸びます。これは、外界から音を聞いているため、聴覚とその関連部位が発達したものと考えられます。これらの結果から、生まれたばかりでは脳がほとんど発達していませんが、その後に外界との相互作用で獲得した情報に応じて脳が成長することを示しています。

また加藤氏は、3歳および37歳の脳のMRI画像の比較を示しています。3歳時点での白質の枝ぶりも、著しく成長していますが、37歳の脳の白質の枝ぶりがより複雑化し、思考系脳部位である前頭葉や知識系脳部位である左右の側頭葉下面など枝ぶりがより明確で3歳よりも太くしっかりしています。

人の脳は成人で1300〜1400gありますが、生まれた直後でも平均約380gもあります。脳の成長は3歳までに量的には急速に発達し、大人の9割くらいに達し、10歳で大人とほぼ同じ重量になります。ただし、神経細胞は使われないと増えることはなく、使われなかった神経細胞は死んでいきます。大人の脳は子どもに比べて脳の白質の成長が著しくなります。脳の重量は10歳前後から45歳ごろまでほぼ一定ですが、シナプスや白質は大きく変化します。

これらのことから、子どもが成人するまでの過程で、脳には大きな質的な変化が起こっているものと考えられます。加藤氏によれば、個人ごとに発達している脳部位の位置が違っているとのことです。このことから、脳の質的変化の内容が「頭の良さ」に直結しているものと考えられます。

5 生き方とともに変わる脳

加藤氏は、同一人物（女性）の19歳および20歳のMRI画像を比較して紹介しています。20歳の画像の方が明らかに前頭葉の白質の枝がより太くなっています。この女性は19歳のころは引きこもりの状態にありました。そして、20歳になってMRI画像を撮影したころは、日常生活に自信を持ち、思考も行動も活発になっていました。このことから、成人の頃でも1年程度継続して努力すれば、脳の形を変えるまでに成長することがわかります。

加藤氏は、さらに、ある会社社長の脳の80歳のときと81歳のときのMRI画像を比較して紹介しています。その社長は80歳になって脳トレの一つとして初めてドラムを習い、自宅でも練習を続けました。それは、手と足で違う動きをとりながらリズムを取ってドラムを奏でる難易度が高いもので、運動系、聴覚系、視覚系など幅広い脳の部位を駆使するものです。すると、1年後の脳では、手足の運動を担う脳部位にあたる頭頂葉を中心に脳の白質の枝ぶりが明らかに成長していることがわかります。

加藤氏は、90代の人でも、脳を使うことを習慣化すれば脳の白質が成長することを確認しています。このことは、人はいくつになっても好きなことを継続すれば脳が成長することを示しています。したがって、私たちは脳を積極的に使う生き方をしていれば、何歳になっても「頭の良い状態」を維持できると考えることができます。

吉沢久子氏の90代の脳

生活評論家の吉沢久子氏は、精力的に活動し、101歳で亡くなるまでに単著だけで100冊を越える著書を出しています。加藤俊徳氏は、著書の『家事で脳トレ65（主婦の友社）』の中で、90代のころの吉沢氏の脳のMRI画像について紹介しています。吉沢氏の脳の小脳および海馬のMRI画像は、90代になっても衰えることなく、むしろ成長していることが示されました。これは、吉沢氏の生活姿勢が前向きで、家事を工夫しながらやっているためだと説明されています。また、聴覚系と伝達系の脳部位が発達し、「聞く力」と「話す力」がしっかりしていたこともわかりました。これは、人達と定期的に交流することを楽しんでいたことを反映したものと考えられます。また、人間の脳で一番最後に成長する超前頭野が、91歳のときよりも96歳のときの方が成長していることが分かりました。これは、吉沢氏が何歳になっても好奇心を失わず、出会ったものに素直な気持ちで向き合い、新鮮な感動や驚きを重ねているためだと分析されています。

どれくらいの期間で脳のつながりが変わるか

ここまで、生き方を変えれば脳の白質の枝ぶりが変わることを示してきました。これらの例では、主として1年後の脳画像の比較から論じていますが、実際にはどれくらいの期間が必要か気になるところです。これに関して、『頭のよさは遺伝子で決まる⁉』の著者・石浦章一氏は、サルを使った実験例を紹介しています。サルの親指と小指を縛って、残りの3本の指しか使えなくする実験です。３カ月ほど経つと、中指、人差し指、薬指を動かす部分の脳部位が広がってきて、親指と小指を使っていた脳部位がなくなりました。このように、脳の可塑性は１カ月くらいで変わると石浦氏は述べています。例えば、私たちがピアノを一生懸命練習すれば、１カ月くらいで脳の形が変わることを意味します。

6 脳科学から見た頭の良さ

頭の良さは脳のどの部位が関与するか

加藤俊徳氏は著書『脳を強化する読書術』の中で、脳の機能は大脳皮質における８つの脳部位に分けられるとしています。それらは、聴覚系、記憶系、視覚系、感情系、理解系、思考系、伝達系、運動系の８つです。一方、頭の良さはこれまで述べてきたように、知識と思考力、判断力、共感能力から成り立っていると考えられます。それで、知識と思考力、判断力は、記憶系、理解系、思考系脳部位の活動が必要で、共感能力には、伝達系、感情系脳部位の活動が必要です。さらに、知識、思考力、判断力、共感能力を支える機能として、運動系、視覚系、聴覚系脳部位の活動が必要です。したがって、「頭の良い人」は大脳皮質の8つの脳部位をすべて使っていることになります。

ただし、加藤氏が示した8つの分類は、わかりやすくするための便宜的なものと考えられます。例えば、運動の指令は運動系からなされますが、実際には思考系の領域（前頭前野）から運動系の運動前野を経て一次運動野に指令が伝達され、それが運動細胞に伝わって運動が実現します。また、走るなどの運動をしている最中に、運動野からは運動中の情報が前頭前野に届き、逆に前頭前野ではどの筋肉をどの程度収縮すればよいかの計算が行われ、その結果の指示が運動野に送られ、運動が実現しています。

記憶に関しては、記憶系（側頭葉）に入った情報が大脳辺縁系（大脳の内側にある）の海馬に伝わり、それが側頭葉に戻ってくる回路が働いて記憶形成がされます。また、記憶の情報が前頭前野にも伝わり、思考のための情報の1つとなります。したがって、脳が働いているときは、8つの領域の働きだけでなく、8つの機能別部位間や大脳辺縁系、脳幹、小脳との情報の往来も活発になされていると考えられます。

脳科学から見た頭の良さ

各脳部位の働きから考えると、「頭の良い人」とは、「脳のあらゆる部位を活発に使っている人」ということができます。とはいっても、「頭の良い人」は人間なので、いつも脳のあらゆる部位を活発に使えるわけではありません。それには、莫大なエネルギーが必要だからです。あるときは一生懸命努力して知識を蓄え、あるときは一生懸命考えて判断を行い、あるときは他人と共同して活動しますが、ぼんやりすることや休むこと、趣味や運動をすることに使う時間も必要です。そういう意味で、「頭の良い人」は脳のあらゆる部位を活発に使いますが、脳の切り替えが上手にできる人でもあります。

また、積極的に脳を使うと、髄鞘化した軸索の束が伸びて白質が発達することがわかっています。このことは、積極的に脳を使うと、情報の伝達速度が速くなり、効率的に情報が伝えられることを示しています。これは、勉強などを繰り返し行うと、脳の伝達経路が整備され、勉強の理解が効率よく進むことを意味します。

したがって、頭の良い人とは、「脳のあらゆる部位を活発に効率的に使うことができる人」

ということができます。

加藤氏は、胎児から１００歳までの人の脳のＭＲＩ画像を数多く観察した経験から、脳はいくつになっても「何かしたい、成長したい」と思っていると述べています。このような事実から、健全な脳とは、「年齢がいくつであっても、やりたいことをやる」ことを通して成長し続ける脳であり、健全な脳を持っている人が「頭が良い」ということができます。

エピローグ

頭が良い人は、「賢く生きる人」です。その内容は、知識を持っているだけでなく、知識をどう使うか、どのように他人や社会と関わり、より良い人生を送るかを考えて行動する人です。そのためには、豊富な知識を持ち、思考力や判断力があり、人の気持ちがわかる人でなければなりません。

頭の良い人の脳はどうなっているのか？「賢く生きる人」を頭の良い人の定義としてみると、知識、思考力、判断力、共感能力などの要素は、大脳皮質や大脳辺縁系の脳部位をすべて使っていることになります。「頭の良い人」とは、脳科学で考えると「脳のあらゆる部位を活発に効率的に使っている人」ということができます。では、頭が良い人の条件である知識、思考力、判断力、共感能力をあわせ持つようになるにはどうしたらよいのでしょうか？

頭を良くするためには、脳を健全にすること、そのためには、日常的に脳を使うことが必要だということがわかりました。脳を使うためには、「何々したい」という欲求が強いことが求められます。それが一時的なものでなく、遠い将来を見据えたものであるほど、欲求が強いといえましょう。目標を持ち、それが大きいほど「何々したい」という欲求が強くなります。脳を健全にするうえで最も害になるのは、「あきらめること」です。「自分はどうあがいても頭が良くならない」と思っていると、脳は活性化する機会がありません。

まずは、気持ちを前向きにすることが、脳を活性化させる近道です。そのためには、運動を習慣化することが手軽で確実な方法です。ウオーキングやジョッギングを日常化することにより脳において栄養因子のＢＤＮＦが分泌され、さらにドーパミンやセロトニンなどの神経伝達物質が分泌され、ほのかな快感が生じて爽やかな気分になります。そうすると何かをやろうとする前向きな気持ちになります。

そこで、「自分でもその気になれば、頭が良くなるはずだ」と自分に言い聞かせます。そして、頭が良くてマネをしたいと思う人を見つけ、その人のマネをしてみます。できれば、その人と仲良くなります。そうすると、その人は気持ちよく教えてくれるでしょう。マネをすることによって、その知識や方法が次第に自分のものとなってきます。そのうち、この部分はマネした方がよいが、他の部分はこのようにした方がよいと思うようになると、自分独自のやり方が身についてきます。こうなると、目標を見つけるのが比較的容易にできるようになるでしょう。その際、無理な目標にせず、８割は確実にできる目標にすること、その中に楽しみの要素を入れることがカギです。次に、目標達成のために必要な時間を確保します。そのためには、探し物をしている時間を減らしたり、着手するまでの無駄な時間を減らす工夫をします。そして、物事に集中的に取り組めるような工夫をします。そうした中でも、趣味や楽しみの時間、運動する時間をしっかりと確保します。そして、目標の設定↓時間の確保↓物事への集中的取り組み↓目標の達成↓新たな目標の設定を繰り返す好循環が生まれるようにします。その好循環の中で、順調な進歩が生まれ、頭の良さが発揮されます。

さらに、親しい友達をつくり、共感能力を養うことが、頭が良くなるためのもう一つの柱です。友達との関係はギブアンドテイクで成り立っています。相手から何かを得るだけでなく、自分の方から相手に与えるものがないと長続きしません。謙虚な気持ち、優しさ、感謝なども必要です。そういう気持ちがあれば、相手も謙虚さ、優しさ、感謝で返してくれるでしょう。また、親しい友達はライバルとしての要素もあります。お互いに競い合うことで、高め合うことができます。こうして、友達をつくることで、共感能力が養われます。そうすると、いろんな人との関係が円滑になり、協力して仕事をすることができます。

さらに、いろいろなことに好奇心を持ち、読書に親しむ生活を続けることで、広くて深い教養が養われます。そのような教養を土台にして物事に対する問題意識を持つことで、洞察力、類推力、直観力が身についてくると、より大きな目標に向かって創造的な成果を挙げることができます。そして、頭の良さに磨きがかかります。そういう人は、仕事の場では、問題解決能力が発揮されます。

このように、日々の目標を達成することで充実感が生まれます。前向きな気持ちを持続させるためには、自分が模範としたいと思うような先人の生き方に学ぶことも必要です。目標を達成しつつある状態では、側坐核と前頭前野が活性化され、ドーパミンが分泌されて快感が得られます。そういう目標の設定と目標の達成という好循環にあることが、脳をよく使うことになり、頭が良い状態であるといえます。

あとがき

本書を執筆するにあたり、筆者は21世紀に入って以降の日本社会の停滞した状況が気になっていました。その停滞した状況を少しでも打ち破る方法はないものだろうかと、自問自答を繰り返していました。そのような自問自答が、本書を執筆する動機の1つになりました。

日本経済の停滞

日本社会の停滞の原因について考えてみると、2000年以降の日本経済が成長していないことが挙げられます。日本の国内総生産GDPは、2000年時点でアメリカに次いで2位で、3位のドイツの2倍程度の規模でした。それが、2010年には中国に抜かれて世界3位になり、今やGDPは中国の3分の1以下、アメリカの4分の1以下の規模で、ドイツとの差もかなり小さくなっています。主要国でこの20年間に経済成長がないのは日本くらいです。

2023年5月時点の企業価値を表す世界の株式時価総額ランキングでは、アップル、マイクロソフトなどのアメリカの企業が圧倒的な強さで上位を占め、日本ではトヨタ自動車の52位が最高です。アジアでは台湾の半導体大手のＴＳＭＣが10位、韓国のサムスン電子が20位です。これらのデータは、日本企業の地盤沈下が鮮明であることを示しています。

また、日本の実質賃金は、１９９７年を１００として、２０１６年は89・7と長期低下傾向で、その後も低下傾向が続いています。スウェーデンで１３８・４、フランスで１２６・４、ドイツで１１６・３、アメリカで１１５・３と増加しているのに対し、日本だけが減少しています。特に、小泉政権の構造改革の影響で非正規労働者が増えて、賃金が増えないだけでなく、所得格差が大きくなっています。日本の産業が１９８０年代までは大きく成長しましたが、１９９０年代以降に停滞または衰退していることを反映していると思われます。

日本の産業の衰退の原因

全産業の中でも最も象徴的なのが、１９８０年代に日本が品質も市場占有率も世界のトップを走っていた半導体などの電気関連の産業が衰退していることです。最終製品に近い領域ほど衰退の程度が大きくなっています。これは、市場ニーズの変遷を読み、それに対応できる頭の良い経営者が少なかったことが原因と考えられます。ことに、大型コンピュータからパソコン、スマホへの市場の変化に対応できなかった半導体関連の経営の失策が大きいと考えられます。ユーザーからの過剰品質の要求に屈する形で技術向上に注力している間に、市場ニーズの変化を敏感に読み取り、日本の技術のマネをしながら安価に製造できる生産技術を確立した台湾や韓国の製品に負けてしまいました。このような経営上の失策は、経営者がオーナーではなく、数年間の任期だけ勤めればよい雇われ経営者で、長期的なビジョンに欠けたことによると考えられます。市場ニーズの急激な変化に対応できていない日本企業は、電気関連だけでなく、多くの産業分野に及んでいます。利益の大幅な落ち込みで、大規模なリストラを発表したブリヂストンもその1つです。市場ニーズの変化が緩やかな、原料に近い分野の日本企業は、まだ強さを維持していますが、市場ニーズの変化の大きい企業ほど苦戦しています。日本の経営者は、アメリカだけでなく、変化の激しい中国市場などもよく研究し、中国や韓国における優れた経営手法にも学ぶ必要があると思われます。もちろん、日本にも若き日の孫正義氏など時代の変遷を読む能力に長けた経営者がいると思われるので、彼らにも大いに学び、頭の良い経営者が出てくることを期待したいと思います。

大学における活力の低下

大学に目を転ずると、大学の世界ランキングでは上位をほとんどアメリカとイギリスの大学が占め、東京大学が35位、京都大学が61位です。東京大学は以前はアジアでトップの座を占めていましたが、いまやアジアのトップは中国の精華大学で、アジアで20位以内は、中国が7校、韓国が5校、香港が4校が入っていますが、日本は東大と京大の2校だけという状態です。

また、国立大学の運営交付金の推移をみますと、2004年度は、1兆2415億円でしたが、毎年1％ほど削られて、2021年度は1兆1695億円とかなりの減少です。それで、大学で起こっていることは、予算が削られたため定年退職した教員の補充ができなくなり、教員の負担が大きく増えています。そのうえ、大学の評価が良くないと、さらに予算が削られるため、教員は評価向上のための取り組みや書類書きにかなりの時間を取られている状態です。さらに、評価を良くするために競争的な資金の獲得に追われて、すぐに成果に出るような研究に走り、基礎研究がおろそかになっています。そんな理由で、日本の大学の基礎研究は衰退の一途をたどっているように思われます。

ある調査によると、大学生の学業以外の学習の時間が1日0・48時間と中学3年生および高校3年生の1時間以上、小学6年生の0・63時間に比べても少ないことがわかっています。また、大学在学中に読む読書の量は平均約100冊とアメリカの約400冊に比べて大幅に少なくなっています。日本の大学生は、「勉強しない」、「読書しない」が定着しているようです。これは、それほど勉強しなくても卒業できてしまう環境、学生を採用する側の企業が、問題解決能力のある学生を選ぼうとする姿勢に乏しいことにも一因があります。

各人の頭の良さへの期待

このように、日本社会において、産業界においても、大学においても、近年ハングリー精神がなくなり、活力と知力が停滞している現状が明らかとなっています。このような停滞した雰囲気の中で、将棋界の藤井聡太七冠の活躍および野球界の大谷翔平選手の大リーグでの活躍が、私たちの心に明るさを与えてくれました。彼らは「頭の良さ」をそれぞれの場で発揮した人であるといってもよいでしょう。

とはいえ、日本の停滞した現状を打開するのは簡単ではありません。日本の社会全体が問われています。大学予算の増額や教育の質の向上など政策的な対策も必要ですが、学生、社会人を問わず、一人ひとりが「その気になる」かどうかが問われています。「その気になる」には、「脳をその気にさせる」ことが必要です。一人ひとりがその気になって、自分が目標にしたいことが見つかれば、頭の良くなる方向に、足を踏み出すことになります。その結果、頭の良い人が増えてくれば、いろんな場所で空気が変わると考えられます。一人ひとりが「頭の良さ」を発揮すれば、いろいろな場において、問題解決が進んでいくものと期待されます。また、個人としても、頭を良くする中で、目標の設定と目標の達成という好循環を達成し、充実した人生を送ることができると思われます。

本書の特徴と位置づけ

本書の原稿を書き上げた段階で、ある知人に原稿を読んでもらいました。その後、その知人から、いくつかの質問を頂きました。その質問の内容は、読者の皆様にも有益であると思われますので、ここに紹介させて頂きます。

最初の質問は、「頭の良くなる方法」に関する書籍がいままで数多く出版されているのに、新たに同様のテーマを扱う意図は何かという点です。

確かに「頭の良くなる方法」についての類書は多く出ています。それらは、効率的な記憶方法や学習方法など「勉強法」について述べているのがほとんどです。本書では、「頭が良い人」を「賢く生きる人」と捉え、全人格的に「頭の良さ」を発揮する方法を述べています。頭が良い人とはどういう人であるを問い、誰もがそうなりたいと思うような頭の良さを目指します。「頭が良くなること」を実践するに際して、心の壁というか、積極的になれない人の心理も踏まえたうえで、それを克服する方法を考えます。そのための具体的な方法について、誰もが実行可能となるように、ステップごとに示しています。頭の良さは脳の働きに密接に関係しているので、脳科学の成果も取り入れながら提示しています。さらに、「頭の良さをつくる習慣」や「頭の良い人の生き方」という章を設け、全人格的な頭の良さを得る方法を述べています。

2つ目の質問は、筆者が応用化学の出身なのに、なぜ専門違いの「頭の良さ」に関する本を書いたのかという点です。これは、千葉大学教育学部に在籍していたときに、学生に「学ぶこと」「生きること」に対する情熱や貪欲さが足りないと感じたことに端を発しています。そして、「新入生セミナー」で話したことを中心に、学生向けのメッセージを筆者の研究室のホームページに公開しました。内容は、大学生向けに、学び方、進路の選び方、生き方に関するもので、「頭の良さ」に関するものも含まれています。その後、その内容を『大学は出会いの場ーインターネットによる教授のメッセージと学生の反響』という題で大学教育出版から出版しました。

その後、その問題意識が表面に出ることはありませんでしたが、いつかはこの問題を取り上げたいとの思いがありました。数年前から「脳科学」を集中的に勉強したのも、「脳科学」が人間の行動の仕方や考え方、生き方に応用できる、またはそれらの考え方の有力な支援材料になると考えたからでした。「脳科学」に関連したテーマはいろんな学問領域から成り立っています。医学系はもちろん、従来の文科系、理科系の枠を越えて、芸術系、体育系の人たちも深く関与しています。そうした中で、いろんな専門分野の人が、「脳科学」という道具を使って自分の関心あるテーマを取り上げるのは意味があると思っています。

筆者の修士課程での研究領域は固体表面反応でしたが、その後ブリヂストンに就職したので、ゴム材料に関する研究へと領域が大きく変わりました。さらに、名古屋大学、アリゾナ州立大学、川崎製鉄、千葉大学へと転職を繰り返す中で、専門領域がその度に大きく変わりましたが、それを当然のように受け取っていました。人によっては、文科系と理科系分野の違いなど専門領域の違いを高い壁にように感じる人もいますが、筆者にとっては、応用化学と「頭の良さ」の専門領域の違いは、固体表面反応とゴム材料の違いと同程度です。

第3の質問は、脳科学者が「頭の良い人」を定義することができなければ、「脳科学」という学問の定義はどうなのかという点です。これには、2つの問題があります。1つは、「頭の良い人」の定義は脳科学者だけでなく、誰もが満足できる定義を提示できないのが実情です。従来の「頭の良くなる方法」に関する書籍でも、それぞれの著者が自分なりの定義をしています。もう1つは、「脳科学」という学問領域が非常に幅広く漠然としていることです。例えば、「神経化学会」という学会であれば学問領域を明確に定義できるのですが、「脳科学」という学問領域を明確に定義することは困難です。そうした事情から、近年「日本脳科学関連学会連合」という組織が作られ、活動しているようです。

本書を出版するにあたり、大学教育出版の佐藤守氏には、出版を認めて下さったこと、編集段階における貴重な助言など、大変お世話になりました。ここに、感謝の意を表したいと思います。

■著者紹介

稲場　秀明（いなば・ひであき）

経歴
１９４２年　富山県滑川市生まれ
１９６５年　横浜国立大学工学部応用化学科卒業
１９６７年　東京大学工学系大学院工業化学専門課程修士修了
　同　年　ブリヂストンタイヤ（株）入社
１９７０年　名古屋大学工学部原子核工学科助手、助教授を経る
１９８６年　川崎製鉄（株）ハイテク研究所および技術研究所主任研究員
１９９７年　千葉大学教育学部教授
２００７年　千葉大学教育学部定年退職（工学博士）

主な著書
『氷はなぜ水に浮かぶのか―科学の眼で見る日常の疑問』（丸善　１９９８年）
『携帯電話でなぜ話せるのか―科学の眼で見る日常の疑問』（丸善　１９９９年）
『大学は出会いの場―インターネットによる教授のメッセージと学生の反響』（大学教育出版　２００３年）
『反原発か、増原発か、脱原発か―日本のエネルギー問題の解決に向けて』（大学教育出版　２０１３年）
『エネルギーのはなし―科学の眼で見る日常の疑問』（技報堂出版　２０１６年）
『空気のはなし―科学の眼で見る日常の疑問』（技報堂出版　２０１６年）
『色と光のはなし―科学の眼で見る日常の疑問』（技報堂出版　２０１７年）
『水の不思議―科学の眼で見る日常の疑問』（技報堂出版　２０１７年）
『温度と熱のはなし―科学の眼で見る日常の疑問』（大学教育出版　２０１８年）
『波のはなし―科学の眼で見る日常の疑問』（技報堂出版　２０１９年）
『地球と環境のはなし―科学の眼で見る日常の疑問』（技報堂出版　２０１９年）

『脳科学のはなし―科学の眼で見る日常の疑問』（技報堂出版　２０２０年）
『脳科学で探る認知症予防―健全な脳のつくり方と新しい治療法』（花伝社　２０２２年）

千葉市花見川区在住　(hinabatask@gmail.com)

頭を良くしてより良い人生を歩む
―脳科学を参考にして―

二〇二三年九月二〇日　初版第一刷発行

■著　者――稲場秀明
■発行者――佐藤　守
■発行所――株式会社大学教育出版
〒七〇〇－〇九五三　岡山市南区西市八五五－四
電　話　(〇八六)二四四－一二六八(代)
FAX　(〇八六)二四六－〇二九四
■印刷製本――サンコー印刷㈱
■D　T　P――林　雅子

© Hideaki Inaba 2023 Printed in Japan
検印省略　　落丁・乱丁本はお取り替えいたします。
本書のコピー・スキャン・デジタル化等の無断複製は、著作権法上での例外を除き禁じられています。本書を代行業者等の第三者に依頼してスキャンやデジタル化することは、たとえ個人や家庭内での利用でも著作権法違反です。
本書に関するご意見・ご感想を下記（QRコード）サイトまでお寄せください。

ISBN978－4－86692－266－9